La ciencia de la felicidad

Bruce Hood

La ciencia de la felicidad

Siete lecciones para vivir bien

Traducción de Verónica Puertollano

PAIDÓS

Obra editada en colaboración con Editorial Planeta - España

LA CIENCIA DE LA FELICIDAD – Siete lecciones para vivir bien

Título original: *THE SCIENCE OF HAPPINESS – Seven Lessons for Living Well*

Bajo el sello editorial PAIDÓS M.R.
Avenida Presidente Masarik núm. 111,
Piso 2, Polanco V Sección, Miguel Hidalgo
C.P. 11560, Ciudad de México
www.planetadelibros.com.mx
www.paidos.com.mx

Primera edición impresa en España: 2024
ISBN: 978-84-08-28631-8

Primera edición impresa en México: febrero de 2025
ISBN: 978-607-569-897-7

Impreso en los talleres de Corporación en Servicios
Integrales de Asesoría Profesional, S.A. de C.V.,
Calle E #6, Parque Industrial Puebla 2000, C.P. 72225, Puebla, Pue.
Impreso en México – *Printed in Mexico*

Este libro está dedicado a Laurie Santos
y a todos los demás estudiantes y colegas
con los que he tenido la suerte de trabajar

SUMARIO

PREFACIO

¿Te has dado cuenta de lo felices que son la mayoría de los niños? Parecen disfrutar con las cosas más simples: los charcos, la tierra, la nieve, las ramitas... Mi despacho da al patio de un colegio. En cada recreo se llena con las risas y los chillidos de los pequeños mientras juegan. ¿Qué ha ocurrido con toda esa alegría? Somos felices de niños, pero después nos convertimos en adultos infelices, insatisfechos con nuestra vida. Aunque las cosas nos vayan bien, la felicidad auténtica y duradera puede resultarnos esquiva. ¿A qué se debe esto y qué se puede hacer para remediarlo, si es que se puede hacer algo?

Como psicólogo del desarrollo, llevo cuatro décadas estudiando a los niños. Me fascinan los procesos que nos llevan de ser unos bebés indefensos cuya supervivencia depende de los demás a convertirnos en adultos capaces de pintar la Capilla Sixtina, componer sinfonías, fabricar naves espaciales o librar guerras. He dedicado mi vida a investigar y a enseñar a mis alumnos y motivarlos para que sean la siguiente generación de científicos. Esto ha sido inmensamente satisfactorio durante la mayor parte de mi trayectoria, pero hace unos seis años me di cuenta de que cada nueva promoción de estudiantes estaba más descontenta e inquieta que la anterior en lo relativo a su rendimiento académico. Se preocupaban demasiado por sus notas. Querían más instrucciones sobre cómo afrontar las distintas evaluaciones. Parecían menos interesados en los asombrosos descubrimientos de su campo de estudio que en la manera de sacar mejores notas. Mi alegría y entusiasmo por enseñar a los alumnos se ha resentido por ese enfoque pragmático, orientado a los objetivos, y por la creciente oleada de tristeza e insatisfacción que lo acompañó. Por supuesto que estas ambiciones académicas son encomiables, pero no si se persiguen a expensas de la felicidad personal. No eran solo mis alumnos. Todo el sector de la enseñanza superior sufría una epidemia de problemas de salud mental. Sentí que debía hacer algo al respecto.

Sabía que existía un campo en mi disciplina llamado *psicología positiva* cuyo objetivo era mejorar el bienestar psicológico a través de hábitos y actividades sencillas. Yo era escéptico. Oía decir que la meditación era muy eficaz, pero estaba enraizada en la religión oriental, y no en la ciencia basada en pruebas. En los medios se publicaban innumerables artículos sobre cómo ser feliz y lograr metas personales que, a mi modo de ver, eran simples remiendos. ¿Cómo iban a resolver la infelicidad tan fácilmente? Las tiendas de los aeropuertos estaban llenas de libros de autoayuda, a menudo escritos por «expertos» de dudosa autoridad. La psicología positiva me parecía una moda pasajera sin la menor sustancia, pero quise darle una oportunidad.

Me enteré por casualidad de que una antigua alumna mía de Harvard, la psicóloga Laurie Santos, profesora titular y directora del Silliman College, de la Universidad de Yale, había creado una asignatura sobre bienestar, «Psicología y Buena Vida», que se había convertido en la más popular del campus. Con la generosidad que la caracteriza, Santos me envió sus anotaciones, a las que yo añadí mi toque personal para crear el curso «La Ciencia de la Felicidad», del que en el 2018 hice una prueba piloto en la Universidad de Bristol. Tenía mis dudas respecto a que viniera alguien. Al final, el primer día se presentaron más de quinientas personas, entre estudiantes y empleados de la institución. Lo más llamativo es que se trataba de un proyecto piloto excluido del cómputo de créditos oficiales de la universidad: consistía simplemente en una serie de conferencias semanales a la hora del almuerzo a las que cualquiera podía asistir.

Como mi curso versaba sobre el enfoque científico para desentrañar la felicidad, incluí estudios orientados a explicar la conducta humana mediante los mecanismos subyacentes del cerebro. Mis áreas de interés —desarrollo infantil, el yo y la neurociencia— desempeñaban un papel central. Quería compartir mi pasión por la eficacia de los datos y las pruebas, por lo que añadí algunas charlas sobre estadísticas y diseño experimental para demostrar que la ciencia es la mejor forma de descubrir verdades sobre el mundo. A diferencia de muchos defensores de la psicología positiva, me cuidé de no exagerar los resultados que podían esperarse de los principios que enseñaba. Estaba empeñado en ocuparme de la ciencia de la felicidad con el mayor rigor posible, por lo que pedí al público que realizara unas pruebas psicométricas antes y después del curso, para determinar si las actividades recomendadas habían tenido algún efecto en su felicidad. Los informé de que estaban participando en su propio experimento y que el resultado determinaría el futuro del curso. Y les prometí que si no funcionaba abandonaría el proyecto y volvería a mis estudios.

Una vez finalizado el curso, la respuesta de los estudiantes fue sumamente positiva. Les pareció interesante y ameno, y disfrutaron de la oportunidad de participar activamente. En algunos de los comentarios, los estudiantes aseguraban que la experiencia había sido «transformadora». Pero ¿qué decían los datos sobre su felicidad? Recuerdo que probé tímidamente a hacer un análisis estadístico de las puntuaciones de las pruebas psicométricas, y me quedé boquiabierto al conocer los resultados. En general, en todos los indicadores de bienestar que establecí hubo un aumento muy significativo, de entre el 10 y el 15 por ciento en todas las puntuaciones positivas desde el inicio del curso hasta su conclusión, diez semanas después. Quizá esa transformación no suponía la dicha eterna, pero semejante grado de cambio en un período relativamente tan corto era muy elocuente. De modo que me volví un converso. Supe entonces que es posible hacer más felices a las personas mediante la ciencia y la educación. Hacer que seas más feliz es precisamente lo que me propongo con este libro.

INTRODUCCIÓN

Como científico, siempre quiero saber los porqués. ¿Por qué algunos nos sentimos infelices? ¿Por qué la felicidad es tan frágil? ¿Y por qué funcionan las intervenciones de la psicología positiva? Creo que las respuestas se hallan en la infancia.

En la mayoría de las familias, los niños son el centro de atención. Aún no se han enfrentado al competitivo mundo de las relaciones sociales ni a la aguda sensación de ser evaluados o juzgados por los demás, que es en lo que básicamente consiste la vida cuando llegamos a la adolescencia. La mayoría de los niños son felizmente egocéntricos: viven el momento presente, con poco margen para lamentarse por el pasado o preocuparse por el futuro.

Sin embargo, a medida que los niños crecen y se adentran en el competitivo mundo de los exámenes, las relaciones, las redes sociales y el trabajo, se dan cuenta de que ya no son el centro de atención. Deben aprender a llevarse bien con otras personas que también compiten por ser reconocidas y alcanzar una buena posición. A menudo estallan conflictos cuando los unos no aprecian el punto de vista de los otros. Queremos poseer un buen estatus y despertar la admiración de los demás, pero esto también causa conflictos. Es difícil ser un as y, al mismo tiempo, saber jugar en equipo. No podemos ser los más populares sin que el resto lo sea menos. No podemos ser los que mejor caemos al grupo sin que los demás caigan peor. No podemos ser los más exitosos sin que otros fracasen; al menos, desde la perspectiva egocéntrica. Para llevarnos bien con los demás y que la sociedad nos acepte, hemos de ser conscientes de lo que podrían pensar los demás y reflexionar sobre cómo debemos actuar en consecuencia; sin embargo, esto requiere cierta práctica y habilidad. Tales capacidades se adquieren a lo largo de la infancia.

Al llegar a la edad adulta, hemos acumulado más preocupaciones de las que teníamos cuando éramos más jóvenes. De modo que, una vez que nos vemos atrapados en nuestro universo egocentrado —lo cual ocurre a menudo—, es fácil que dejemos de poner el foco en nosotros mismos y lo dirijamos hacia nuestros problemas, y que entonces lo saquemos todo de quicio. Veamos la siguiente representación de nuestro ego con respecto a los demás, a los problemas que debemos afrontar y al intercambio de puntos de vista (fig. I.1).

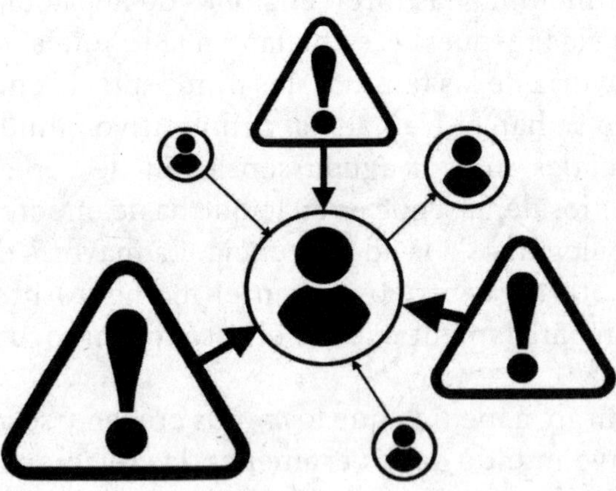

Fig. I.1. Representación de una red de relaciones sociales excesivamente egocéntrica.

Cuando somos egocéntricos, dominamos el centro de nuestro universo y percibimos una tendencia unidireccional en las relaciones. Causamos un efecto en los demás, pero cuando los demás lo causan en nosotros, no hay demasiado intercambio porque tendemos a desestimar la perspectiva de la otra persona. A diferencia de los niños, los adultos egocéntricos son muy conscientes de los problemas presentes y de los que puedan surgir en el futuro. Nuestros problemas nos parecen mayores de lo que en realidad son. No somos conscientes de que los demás tienen sus propios problemas, o, si lo somos, pensamos que no se pueden comparar con los nuestros. En lo que a nosotros respecta, las dificultades a las que nos enfrentamos son las más importantes.

Sin embargo, es posible ver el mundo de otra forma: desde un punto de vista centrado en el otro, o *alocéntrico*, lo cual puede conducirnos a una mayor felicidad. Un punto de vista alocéntrico toma en consideración la perspectiva de los demás y el carácter interconectado del mundo social (fig. I.2).

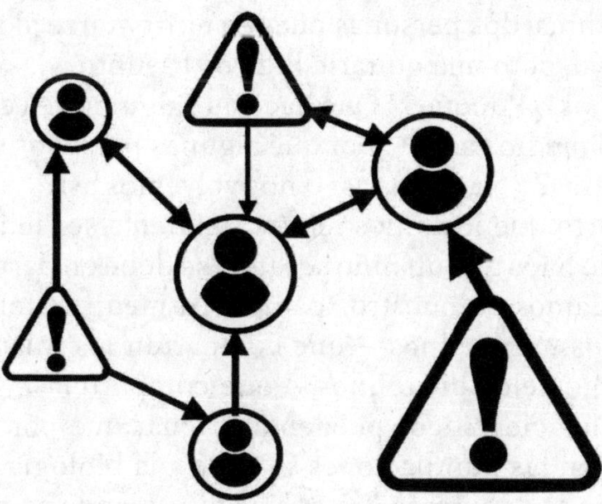

Fig. I.2. Representación de una red de relaciones sociales alocéntrica.

Nuestro yo mengua, y entonces ya se puede comparar con el de los demás. Nuestras relaciones son más recíprocas y somos conscientes de que hay cuestiones que afectan a otras personas que son más importantes para ellas que nuestros problemas para nosotros. Desde este punto de vista, relativizamos nuestras preocupaciones, lo que hace que a menudo se vuelvan más livianas. Como se suele decir: «un problema compartido es medio problema». Cuando pensamos y actuamos de modo más alocéntrico, nos beneficiamos del apoyo social que recibimos y de la inesperada felicidad que podemos hallar al tender la mano a los demás.

La mayoría de los adultos pueden salir de su ego y adoptar una perspectiva alocéntrica cuando lo necesitan. Al fin y al cabo, aprender a hacerlo es una parte importante del proceso de hacernos mayores, pero es difícil pensar así de manera espontánea. Rara vez somos conscientes de las dificultades a las que se enfrentan los demás, a menos que sean personas muy cercanas o nos lo hagan saber explícitamente, porque estamos demasiado absortos en nuestra cosmovisión. Aunque prestemos atención a los problemas de los demás, si somos demasiado egocéntricos tenderemos a considerarlos menos importantes que los nuestros.

Como dijo el filósofo griego estoico Epicteto: «lo importante no es lo que nos sucede, sino cómo reaccionamos a ello». En otras palabras: dos personas pueden enfrentarse al mismo suceso negativo, pero una quitarle hierro al asunto y la otra rumiarlo durante días. ¿Por qué? ¿Qué hace que alguien vea el vaso medio lleno y no medio vacío? ¿Por qué algunas personas son más felices que otras? ¿Nacemos así o nos volvemos así?

Es cierto que los niños felices tienden a ser felices de adultos. Lo que hace que un niño sea feliz se debe en parte a los genes que heredamos de nuestros padres. Al medir la felicidad tanto de gemelos univitelinos —que comparten los mismos genes— como de gemelos bivitelinos —que comparten la mitad de los genes—, los científicos pueden averiguar qué porcentaje de la variación en las puntuaciones se debe a la biología y cuál al entorno. Esto se denomina *heredabilidad*, y cuando se comparan los indicadores de bienestar, las diferencias y semejanzas debidas a los genes no superan, por término medio, el 40-50 por ciento,[1] una estimación que no difiere demasiado de la correspondiente a la inteligencia.[2] Cada cual hereda de sus padres una parte de sus propensiones, tanto buenas como malas, pero no todas. La felicidad, al igual que otros aspectos de la personalidad, no puede explicarse exclusivamente en términos biológicos.

La Oficina Nacional de Estadística del Reino Unido entrevistó a varios grupos de jóvenes con edades comprendidas entre los diez y los quince años, y les preguntó qué les hacía felices.[3] No era su PlayStation, su número de seguidores en Instagram, el dinero, las vacaciones o que les fuese bien en el colegio. «Sentirse querido y tener relaciones positivas y de apoyo, sobre todo con los amigos y la familia, lo que incluye tener a alguien con quien hablar y en quien confiar»: eso es lo que priorizan sistemáticamente los niños para tener una vida feliz. En otra encuesta se preguntó a más de diecisiete mil adultos nacidos en 1970: «¿En qué medida está insatisfecho/a con cómo le ha ido la vida hasta ahora?»,[4] y resultó que el principal indicador predictivo de la satisfacción de una persona a los cuarenta y dos años era su grado de adaptación en términos de salud emocional durante la niñez. Nuestras interacciones sociales sientan las bases de nuestra conducta adulta, lo que, a su vez, repercute en nuestra felicidad. Cuando nos sentimos en comunión con los demás, aprendemos a afrontar mejor los contratiempos y las adversidades de la vida. De todos los factores de nuestro entorno que pueden contribuir a la satisfacción vital —como el sueldo, el matrimonio o la pareja—, lo que mejor predice nuestro bienestar adulto es cómo nos llevábamos con los demás cuando éramos niños.

¿Significa esto que si hemos tenido una infancia infeliz no podemos ser felices de adultos? No necesariamente. Yo mismo tuve una infancia infeliz. Crecí en una familia itinerante que se mudaba constantemente de un país a otro por culpa de un padre maltratador, infeliz y alcohólico que siempre estaba buscando trabajo y un sentido a su vida. Murió cuando yo tenía quince años, y tuve que salir adelante por mi cuenta después de que mi madre volviera a su Australia natal dos años más tarde. A pesar de esta traumática infancia, me considero un adulto relativamente feliz. Ignoro a qué se puede deber, pero lo que sí sé es que es posible hacer que las personas sean más felices mediante la educación, y dispongo de pruebas que lo respaldan.[5]

Estas pruebas proceden de mi serie de conferencias «La Ciencia de la Felicidad», que se imparte desde hace ya cinco años en la Universidad de Bristol como asignatura oficial para los estudiantes de primer curso.[6] Durante este tiempo me he dado cuenta de que existe un mecanismo común en la infancia que podría dar respuesta a algunas preguntas sobre la felicidad. Puede que nuestro sesgo egocéntrico nos acompañe siempre, pero podemos aprender a pensar de un modo más alocéntrico. Alcanzar un equilibrio entre el egocentrismo y el alocentrismo es fundamental para este proceso y constituye el núcleo de todos los consejos prácticos de este libro.

A lo largo de siete lecciones, explicaré cómo buscar la felicidad con técnicas basadas en los datos, pero también por qué funcionan. En la primera lección, «Cambia tu ego», mostraré cómo se construye nuestro sentido del yo durante el desarrollo infantil. Empezamos con un yo muy egocéntrico, pero después somos cada vez más conscientes de los demás y del lugar que ocupamos en la sociedad. Si seguimos siendo predominantemente egocéntricos, corremos el riesgo de sufrir distorsiones en nuestros puntos de vista y vernos abocados a la infelicidad. En la segunda lección, «Evita el aislamiento», veremos que los seres humanos desarrollamos un nivel de dependencia social muy alto debido a nuestra atípica infancia y al gran tamaño de nuestro cerebro. Sobre el cerebro también versa la tercera lección, «Rechaza las comparaciones negativas», donde explicaremos los sesgos intrínsecos al modo en que procesamos la información y cómo pueden interponerse en nuestro camino a la felicidad. En la cuarta lección, «Sé más optimista», abordaremos el problema de nuestra tendencia a presuponer lo peor y a obcecarnos en ello. Abundaremos en esta cuestión en la quinta lección, «Controla tu atención», donde veremos que, cuando no estamos concentrados o no participamos en actividades que requieren nuestra atención, nuestra mente divaga hacia pensamientos negativos. Para combatir esta tendencia, se exponen en la sexta lección («Relaciónate con los demás») los beneficios de interactuar con otras personas y el error de presuponer que nos resultará incómodo hablar con desconocidos. Y, por último, en la séptima lección, «Sal de tu cabeza», exploraremos diferentes formas de ver el mundo con una nueva luz para mejorar nuestra felicidad.

La ciencia de la felicidad es más que un libro de autoayuda. En muchos aspectos, es un libro de «autodestrucción», porque un yo demasiado egocéntrico puede ser la fuente de mucha infelicidad. Sin embargo, no podemos ni debemos prescindir de nuestro autoconcepto y ser exclusivamente alocéntricos. Si solo pensamos y sentimos por los demás, nos arriesgamos a perder por completo nuestro sentido del yo, que para nuestro bienestar psicológico es igual de importante que nuestra conexión con los otros. Si en aras de nuestra felicidad nos volvemos demasiado dependientes de los demás, corremos el riesgo de perder todo el control de nuestro bienestar psicológico. A lo largo de las siete lecciones, aprenderemos que es necesario encontrar un equilibrio entre nuestra perspectiva egocéntrica y otra más alocéntrica. En el transcurso de todas ellas, y al final de cada una, encontrarás unos sencillos ejercicios para ayudarte a adquirir un mayor equilibrio y, por tanto, una mayor felicidad.

Pero recuerda que los conocimientos quizá no basten. Hemos demostrado una y otra vez que nuestro curso mejora el bienestar psicológico de nuestros estudiantes y mitiga su sensación de ansiedad y soledad, pero solo mientras los estudiantes hacen sus prácticas.[7] Es como la salud física: podemos ponernos en forma, pero solo mantendremos el tono físico mientras hagamos ejercicio. Si dejamos de llevar un estilo de vida sano, dejaremos de estar sanos. Lo mismo ocurre con la felicidad. Hemos de ejercitarnos y *practicar* la felicidad para conseguir beneficios duraderos.

LECCIÓN PRIMERA:
CAMBIA TU EGO

Antiguamente se pensaba que la Tierra era el centro del universo y que el Sol y la Luna orbitaban alrededor de nuestro planeta. Todo eso cambió en el siglo XVI, cuando Copérnico explicó los movimientos de los planetas, que Galileo verificó posteriormente con su telescopio. Esta revelación histórica produjo un cambio de paradigma: un replanteamiento radical de nuestro lugar en el universo. Con el cosmos ocurre lo mismo que con cada uno de nosotros. No somos el centro del universo, aunque así lo creamos. Si deseamos ser más felices, también nosotros debemos someternos a un replanteamiento radical de nuestra propia vida. Debemos dejar de pensar en un universo egocentrado, con nuestro ego en el núcleo rodeado por los demás, e identificar nuestro lugar y la forma en que nos relacionamos con los otros. Como se señaló en la introducción, la clave consiste en pasar de una perspectiva egocéntrica a otra más centrada en los demás, o *alocéntrica*.

Someternos a un replanteamiento radical de nosotros mismos para ser más felices es difícil, porque todos partimos de una visión del mundo acusadamente egocéntrica. Esto se debe a la naturaleza de la consciencia y al modo en que de niños empezamos a procesar el mundo. Cuando asumimos nuestra propensión a observarlo todo desde una perspectiva egocéntrica, podemos comenzar a cambiar nuestra percepción. Al identificar y ampliar nuestro punto de vista alocéntrico, podemos hacer que los problemas y preocupaciones que nos echamos a la espalda sean más livianos, y beneficiarnos del apoyo y la objetividad que proporcionan las interacciones sociales.

Los niños suelen hacer esta transición como parte del desarrollo normal, aunque cada uno en distinto grado. Nuestra felicidad adulta depende de esta evolución. Como apuntamos en la introducción, los niños felices son felices de adultos, y lo que más felices nos hace de niños son las relaciones sociales. Sin embargo, si queremos llevarnos bien con los demás, debemos centrarnos menos en nosotros mismos y ser más alocéntricos. Nuestra felicidad adulta está enraizada en nuestra infancia.

En esta primera lección presentaré el concepto del yo y mostraré cómo emerge a lo largo de la infancia a medida que se desarrolla la interacción con los demás. El motivo es que la felicidad adulta requiere que cambiemos nuestro sentido del yo para tener en cuenta la mente de los demás. Sin embargo, para ello debemos saber cómo es nuestra propia mente, de modo que primero nos ocuparemos de la naturaleza del yo. Estamos tan acostumbrados a oír hablar del «yo» que rara vez pensamos en sus diferentes usos para designar cosas distintas. Nuestro yo es quienes somos, pero quienes somos depende del contexto. Si en una entrevista de trabajo te pido que me hables un poco de ti, lo normal es que me cuentes brevemente tu experiencia laboral, tus competencias y tu formación. Si estamos en una cita y te pido que me hables de ti, lo que espero no es un currículum, sino que me cuentes tus gustos y manías, tus opiniones políticas, tus platos preferidos y la música que sueles escuchar. Luego hay otro sentido del yo, que es la vida mental que experimentamos. En ocasiones puedo percibir una distorsión en la consciencia y decir: «No estoy siendo yo mismo». Lo que ha cambiado no son los hechos biográficos de mi vida, sino la sensación de que en cierto modo soy distinto. En la práctica, el yo se construye constantemente a partir de una mezcla de valoración consciente y experiencias personales.

William James, el filósofo y psicólogo estadounidense del siglo XIX, estableció una práctica distinción entre el «yo» (*I-self*) —agente consciente, sabedor y pensante— y el «mí» (*Me-self*) —la historia objetiva de nuestros actos, saberes y pensamientos—.[8] Para ejemplificar la diferencia entre el yo y el mí, te formularé una pregunta: ¿qué sabor de helado prefieres, vainilla o chocolate? Párate un momento a pensarlo. Al responder a esta pregunta, quisiera que prestases atención a diferentes aspectos del yo en los que quizá no hayas reparado. En primer lugar, tienes una experiencia de percepción consciente. Mientras leías la pregunta, tu voz interior ha pronunciado las palabras y tú has entendido la frase y has empezado a formular una respuesta. Esa percepción consciente es el yo, el agente. Es el mundo mental interior del que somos conscientes. Ahí es donde se experimentan los pensamientos y las emociones. Pero este yo consciente se nutre de una biblioteca de conocimientos donde reside un mí inconsciente, la historia de quiénes somos. Para responder a la pregunta del helado, debes rescatar la información pertinente de la memoria, que mantiene un registro de tu historia personal sobre el consumo de dulces lácteos congelados. Este es el repositorio de conocimientos del mí. Aunque distinguibles, el yo y el mí alimentan el mismo constructo que, en un sentido más general, denominamos «yo». Dicho de otro modo, las experiencias conscientes se transforman en recuerdos, y los recuerdos pueden volver a entrar en nuestras experiencias conscientes al traerlos a la memoria.

Cuando nuestro flujo de pensamiento consciente parece organizado, coherente, unificado, y da muestras de libertad de acción y libre albedrío, experimentamos el yo que a todos nos resulta familiar, pero esto no implica necesariamente que exista un yo *a priori* o independiente de los componentes que lo constituyen. Por eso he descrito el yo como una ilusión.[9] No niego que exista una experiencia del yo, pero no es lo que parece. Con las ilusiones ocurre lo mismo: parecen ser una cosa, cuando en realidad son otra.

«Espera un momento, no tan rápido —dirás—. ¿Quién está buscando la respuesta a la pregunta del helado sino el yo?» Esto parece crear una paradoja: el yo controla las experiencias, pero también es generado por ellas. Como las manos de la litografía de Escher, lo uno crea lo otro.

Esta paradoja solo se da si se considera el yo una instancia independiente que antecede o inicia los pensamientos y los actos. Tampoco depende de una consciencia constante. Si no hay consciencia —como ocurre todas las noches cuando estamos profundamente dormidos y no soñamos—, entonces el yo se

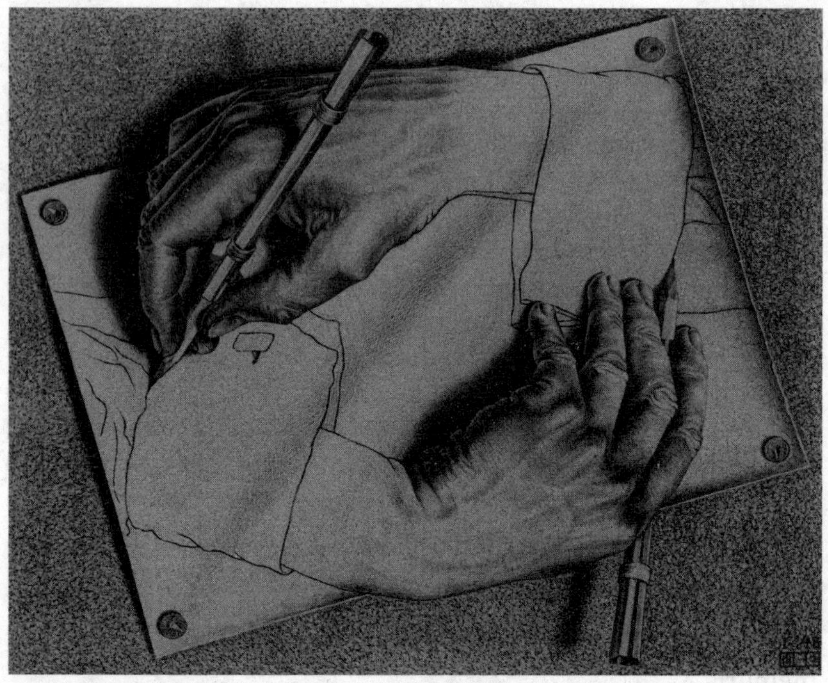

recompone cada mañana al despertarnos. Al principio, el yo cobra consciencia, y después rebuscamos en nuestro mí para rellenar la agenda del día. No será —ni puede ser— el mismo yo que el del día anterior, aunque rara vez notemos alguna diferencia, pues cambia con cada día subsiguiente de experiencia, pero no deja de ser un yo redibujado. No es una idea nueva. Una traducción del *Dhammapada* de Buda dice: «Lo que somos hoy procede de nuestros pensamientos de ayer, y nuestros pensamientos presentes forjan nuestra vida de mañana: nuestra vida es la creación de nuestra mente».[10]

Por lo común no somos conscientes de estos distintos componentes del yo construido hasta que se desunen. Pensemos en el drama de Clive Wearing, incapaz de formar nuevos recuerdos, o al menos de ser consciente de ellos.[11] En 1985, Wearing era un destacado musicólogo de la Universidad de Cambridge cuando enfermó de encefalitis por herpes simple, una infección cerebral que destruyó su capacidad de almacenar nuevos recuerdos. Wearing padece una profunda amnesia anterógrada, lo que significa que todo lo que experimenta se le olvida en cuestión de segundos. Recuerda muchas habilidades adquiridas antes de su enfermedad, como tocar el piano, y el aspecto de su esposa, Deborah, pero no es capaz de recordar nada nuevo que le suceda.

Desde que contrajo la enfermedad, Wearing lleva un diario para intentar dar sentido a su vida. La mayoría de las entradas consisten en variaciones de la misma frase, subrayada y repetida página tras página: «Ahora estoy despierto», con la hora de la entrada, «10:30», pero luego lo tacha y escribe a continuación: «¡Ahora sí que estoy despierto! 10:32», y así sucesivamente. El recuerdo le dura unos siete segundos. En lo que respecta al yo, Wearing es incapaz de actualizar el mí e integrarlo con la percepción subjetiva consciente del yo. De ahí que experimente una falta de continuidad o de un yo duradero. Wearing está atrapado en su propio Día de la Marmota, como ocurre en la película *Atrapado en el tiempo,* protagonizada por Bill Murray: la historia de un hombre que vive el mismo día una y otra vez.

A estas alturas de un libro sobre la felicidad quizá te preguntes: «¿A qué viene centrarse tanto en el yo y soltar todas esas reflexiones filosóficas al respecto? ¿De verdad es necesario? Todo esto es demasiado abstracto. Yo solo quiero ser más feliz». Pero si queremos mejorar, necesitamos conocer la verdadera naturaleza del yo, cómo se construye y cómo puede cambiar, porque no podemos ser más felices sin saber más sobre nosotros mismos. Nos aferramos tanto a la experiencia del yo que creemos que está disociado de la experiencia y alejado de los demás. Tendemos a considerar nuestro yo como un ente aislado de la realidad; como un observador del mundo, en vez de como algo construido a partir del mundo. Ni siquiera creemos que vaya a cambiar con la edad, a pesar de que la mayoría reconocemos que hemos cambiado desde la infancia. El supuesto de que hemos alcanzado el punto final de nuestro desarrollo se conoce como la «ilusión del fin de la historia».[12] Lo cierto es que podemos cambiar —y probablemente lo haremos— a medida que nuestro yo se reescribe a través de las experiencias. Si queremos ser más felices, tenemos que aprovechar esta oportunidad para vernos como el producto de nuestra interconexión con los demás, y no como una isla.

¿CUÁNDO EMPIEZO?

La mayoría de los psicólogos coinciden en que el yo se construye de forma gradual a lo largo de la infancia como la mezcla de un mayor conocimiento y del conjunto de los recuerdos personales. De hecho, en el siglo XX Jean Piaget, el psicólogo suizo del desarrollo, sostenía que el lactante carece al principio de cualquier apreciación del yo como algo distinto del mundo exterior.[13] Los recién nacidos más bien experimentan el mundo como una extensión de su propia mente. Se encuentran en un estado extremo de *solipsismo* (palabra derivada de los términos latinos *solus*, «solo», e *ipse*, «yo»). Cuando experimentamos un solipsismo extremo, la distinción entre el yo y el mundo desaparece. Esto es lo que ocurre en los viajes con sustancias alucinógenas, de los que hablaremos en la última lección.

Aunque los recién nacidos son sumamente egocéntricos, están sintonizados con la presencia de otras personas importantes, sobre todo con la madre. En los primeros años suelen ser sociables. Los bebés prefieren mirar un rostro humano (en especial el de su madre[14]) antes que otros patrones.[15] A nosotros, a nuestra vez, nos encanta mirar a nuestros bebés y tratarlos como a pequeños adultos. Los padres cariñosos suelen tratar a sus hijos recién nacidos como personitas independientes, con su propia personalidad y todo el abanico de estados mentales.[16] Decimos cosas como «Ay, ¡qué gracioso eres!» o «¿Estás haciendo alguna travesura?». Esas interacciones estimulan el surgimiento de la *intersubjetividad*, que es una apreciación del yo como instancia separada pero relacionada con los demás.

En cuestión de semanas, el lactante inicia y participa en comportamientos que crean y refuerzan los lazos de la conectividad social. Por ejemplo, el acto de sonreír. Muchos padres dicen que su bebé recién nacido les sonríe. Esas muecas se deben, en muchos casos, a los gases, pero al cabo de unas seis semanas la mayoría de los bebés nos devolverán la sonrisa de forma intencionada. Esta *sonrisa social* marca un hito importante en el autodesarrollo: es un ejemplo de intersubjetividad que señala el inicio de la comunicación social. Si miramos a los ojos a un bebé de dos meses, lo más común es que él también nos mire fijamente y nos sonría. Si nosotros volvemos a sonreír, él sonreirá más, y tanto el bebé como nosotros acabaremos riéndonos. Si apartamos la mirada, dejará de sonreír.[17] Los estudios con imágenes cerebrales revelan que los centros de recompensa del cerebro de las madres jóvenes se iluminan cuando se les muestran imágenes de sus bebés sonriendo, pero no si tienen el ceño fruncido.[18] Si alguien nos sonríe y le devolvemos la sonrisa, no solo emitimos la señal de que estamos prestándole atención, sino que interactuamos socialmente con esa persona de forma positiva. Imaginemos cómo nos sentiríamos si sonriésemos a alguien y no nos respondiera, o se diera la vuelta, o nos mirara con el ceño fruncido. Supongo que nos sentiríamos un poco chafados. A una edad tan temprana, la sonrisa social es una estrategia que los bebés emplean de forma inconsciente para saber con quién hacen buenas migas. Al principio sonríen a todo el mundo, pero con el tiempo se vuelven más selectivos. Al término del primer año, la mayoría ya teme a los desconocidos.[19] Esto refleja una mayor consciencia de los demás y un fortalecimiento de los lazos que formamos con la familia.

En la siguiente lección analizaremos con más detalle cómo se forman estos vínculos afectivos tempranos, ya que son un factor importante en el moldeamiento de nuestras futuras relaciones adultas. Baste decir por el momento que la felicidad depende de la creación de lazos con las personas en las que podemos confiar. Los bebés acaban confiando en quienes mantienen una conducta constante con ellos. Una de las mejores formas de desarrollar un conocimiento fiable de los demás es establecer una buena relación. Los bebés emiten señales a las que los adultos pueden responder, y son los adultos que más responden a ellas los que captan su atención.[20] Es una buena estrategia: centrar sus esfuerzos en quienes más se interesan por ellos. Cuando los demás son inconstantes o poco fiables, los bebés no forman vínculos estables con facilidad.[21] Lo mismo ocurre con los adultos que desean establecer relaciones que merezcan la pena.[22] La gente impredecible puede suponer una pérdida de tiempo. Si alguien no se presenta a una cita o llega tarde, corremos el riesgo de perdernos una comida o la película que queríamos ver. La impuntualidad también emite una señal de lo importantes que somos para los demás. Si una persona no se molesta en presentarse a la hora acordada, quizá se deba a que es desorganizada, o tal vez sea un indicio de que no considera prioritaria la cita con nosotros. La incoherencia también es un defecto negativo de la crianza, porque los niños no pueden desarrollar vínculos personales fiables cuando los demás son impredecibles. Esto genera tensión y ansiedad, y conduce a la inestabilidad del vínculo afectivo del niño. Pero no todo está perdido, ya que los padres instruidos para tener en cuenta las señales atencionales de los niños mediante la retroinformación por vídeo pueden aprender a desarrollar estilos de apego mejores y más estables.[23]

La conducta que presentan los bebés de corta edad podría indicar que son seres sociables predispuestos a interactuar desde el principio. Sin duda, parecen ser prosociales en muchos aspectos. Estas conductas sociales responden a una estrategia que ha evolucionado para maximizar el apoyo y la atención de los demás y desarrollar vínculos con las personas que con mayor probabilidad cuidarán de ellos. Es evidente que los bebés reconocen y disfrutan de la atención de sus familiares, pero siguen ocupando el centro de su universo egocéntrico. Aún no han aprendido a ser alocéntricos. Con el tiempo, estas relaciones se extenderán más allá de los cuidadores inmediatos y, al final, a otras personas, y será entonces cuando deberán desarrollar su sentido alocéntrico del yo, interconectado con los demás.

¿Recuerdos felices de la infancia?

Para la mayoría de nosotros, ver jugar a los bebés es una experiencia feliz. Son tan monos y parecen tan inocentes que cuesta resistirse a su encanto. Muy pocos pueden mostrarse indiferentes ante ellos. Es evidente que el lactante humano ya es un hábil operador social capaz de manipular a los adultos, pero, dada su mínima experiencia, aún no han formado un mí. Viven en el gozoso momento de la atención egocentrada, ajenos a casi todo lo demás. Nadie puede recordar el día en que despertó y cobró una súbita consciencia del yo y de su lugar en el mundo. Encuestas realizadas a cientos de personas determinan que la mayoría, siendo sinceros, apenas recordamos nada sobre nosotros antes de cumplir los dos años. No es que nuestros recuerdos se hayan desvanecido con el paso de las décadas; por ejemplo, los septuagenarios son capaces de recordar muchos más sucesos de cinco décadas atrás que los jóvenes de veinte años de su etapa de bebés, de la que solo han transcurrido dieciocho años.[24] Antes de los dos años, más o menos, lo único que las personas pueden relatar son impresiones o hechos esporádicos, como un pájaro que entró volando por la ventana cuando estaban tendidos en la cuna (el primer recuerdo de mi mujer). Yo no recuerdo esas cosas. Sin embargo, entre el segundo y el tercer año, nuestros recuerdos de la niñez adquieren un carácter más autobiográfico que los episodios inconexos de la primera infancia. Es entonces cuando empieza a formarse el mí.

Las explicaciones biológicas de esta *amnesia infantil* se basan en la maduración del hipocampo, la estructura cerebral profunda más ligada a los recuerdos a largo plazo.[25] Fueron los daños en esta estructura a causa de la infección de herpes simple lo que destruyó la capacidad de Wearing de codificar nuevos recuerdos. Los recuerdos son historias que nos involucran a nosotros, los agentes. Experimentamos los sucesos desde una perspectiva totalmente personal. Es probable que los orígenes de la memoria autobiográfica requieran en primer lugar un yo independiente como protagonista dentro del contexto de la experiencia, del mismo modo que necesitamos un personaje central en una historia para que la estructura de los acontecimientos tenga alguna lógica. Sin un sentido duradero e independiente del yo, es imposible formar recuerdos autobiográficos. Esto explicaría por qué los niños cuyos cuidadores les hablan con más frecuencia tienen muchos mejores recuerdos de la primera infancia cuando son mayores. Estas conversaciones contribuyen a estructurar los primeros recuerdos en acontecimientos significativos y coherentes, en cuyo centro se halla el niño.[26]

Una de las primeras pruebas de la lenta aparición de la autoconsciencia la tenemos al vernos reflejados en un espejo. Ante un espejo, los lactantes creen que la imagen reflejada es la de otro niño; sin embargo, en torno a los veinte o veinticuatro meses empiezan a mostrar señales fiables de que se identifican en el espejo, lo que indica un nuevo nivel de autoconsciencia.[27] Esta es una de las razones por las que ese autorreconocimiento coincide con la formación de los primeros recuerdos autobiográficos que se registran. Al tener un protagonista, ya podemos integrar los recuerdos en historias coherentes, más organizadas y, por tanto, más fáciles de codificar; es entonces cuando el yo y el mí empiezan a cooperar.[28]

El niño egocéntrico

Aunque el sentido del ego empiece a surgir y se fortalezca, el niño seguirá sin entender la verdadera naturaleza de la realidad como algo distinto de lo que percibe. La definición de Piaget del niño egocéntrico —el que observa e interpreta el mundo desde su propia perspectiva— continúa siendo válida hoy en día.[29] Por ejemplo, si vertemos el contenido de un vaso en otro recipiente más alto y con distinta forma, los niños piensan que el volumen del líquido ha cambiado. De esta forma diferente infieren que el volumen es otro.

La demostración clásica del egocentrismo es la prueba de las Tres Montañas de Piaget.[30] En dicho experimento, el niño se sienta delante de un adulto a una mesa en la que hay dispuestas tres montañas de papel maché, cada una con un punto de referencia distinto, como una casa o un árbol. Cuando se le pide que elija entre varias fotografías tomadas desde distintos ángulos alrededor de la mesa, es fácil que el niño egocéntrico se decante por la imagen que se corresponde con la disposición de las tres montañas desde el lugar en el que se halla sentado. En cambio, si se le pide que seleccione la fotografía correspondiente a la visión del adulto, desde una perspectiva distinta al otro lado de la mesa, el niño egocéntrico suele optar por la misma fotografía que representa su propia perspectiva. De nuevo, supone que los demás experimentan el mismo punto de vista que él. Si jugamos al escondite con un niño egocéntrico, no debe extrañarnos que intente esconderse corriendo a un rincón de la habitación y tapándose la cabeza con una toalla, pues pensará que, si él no puede vernos, lo lógico es que nosotros tampoco podamos verlo a él (fig. 1.1).[31]

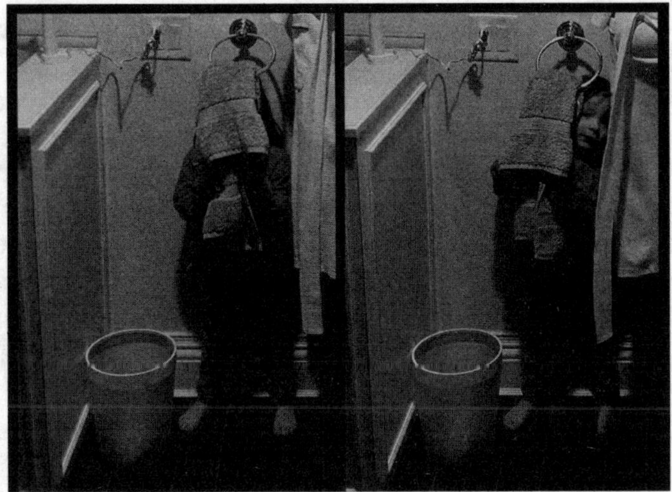

Fig. 1.1. Un estrepitoso fracaso en el juego del escondite. (Imagen reproducida con permiso de Elizabeth Bonawitz.)

No es que los niños pequeños no puedan pensar desde otra perspectiva. Varios estudios revelan que los niños son capaces de pensar de manera más alocéntrica si se les llama la atención sobre una perspectiva diferente.[32] El egocentrismo es más bien el modo de pensamiento por defecto de los niños pequeños, que deben aprender a superar para ser aceptados por los demás. De hecho, el pensamiento egocéntrico representa un considerable obstáculo para la comunicación. Si alguna vez oyes una conversación entre dos niños de preescolar, es posible que ni siquiera estén hablando entre sí:

—Tengo un triciclo.

—¿Y qué? Cuando sea mayor, voy a ser policía.

—Es azul.

—Quiero ser como mi papá.

No es que los niños pequeños no se preocupen por los demás; lo que ocurre es que no pueden imaginar fácilmente la perspectiva del otro. Cuando se le pide a un niño menor de cuatro años que imagine qué podría estar pensando otra persona, suele responder que los demás tienen exactamente los mismos pensamientos que él. Si le preguntamos a un niño de tres años qué hay dentro de un tubo de Lacasitos, responderá: «Lacasitos».[33] Si le enseñamos al niño que, en realidad, en el tubo hay lápices, le parecerá divertido (algunos niños se divierten con facilidad). Pero si después le preguntamos qué contenía el tubo originalmente, dirá: «Lápices», como si hubiera reescrito la historia a su conveniencia para ajustarla a lo que ahora le consta. Estos niños no parecen reconocer o admitir que al principio se equivocaron (¡y todos conocemos a unos cuantos adultos así!). Pero más sorprendente aún es que, si le preguntamos qué responderá otro niño a la misma pregunta, dirá: «Lápices». Cree que el otro niño sabe lo que él conoce a ciencia cierta. De nuevo, como son tan egocéntricos, esperan que los demás sean capaces de leerles el pensamiento.

Podemos suponer qué piensa otra persona poniéndonos en su piel. Podemos simular una teoría de lo que podría estar pensando basada en nuestras experiencias, en unas circunstancias similares o en la predicción. Funcionamos con lo que se denomina *teoría de la mente*.[34] Se trata de una capacidad de interpretar los estados mentales de los demás que se desarrolla durante la infancia y que resulta fundamental para nuestras interacciones sociales.

En una de mis demostraciones para las Conferencias de Navidad de la Royal Institution del 2011, televisada por la BBC, solicité a dos niños del público, Mark y Olivia, ambos de unos ocho años, que salieran al escenario para representar una teoría de la mente. Pedí a Olivia que abandonara el escenario y entretanto enseñé a Mark un armarito con ruedas que yo había colocado ante el público. Encima del armarito había una caja marrón y otra verde, cada una con una tapa. Entregué a Mark una maqueta del cerebro y le pedí que la metiera en la caja marrón mientras yo seguía hablando. Al cabo de un minuto, siguiendo mis instrucciones, Mark debía sacar la maqueta, de modo que abrió la caja marrón, donde él la había visto por última vez, para descubrir que había desaparecido. Después abrió la caja verde, adonde se había trasladado la maqueta. Con su madura concepción de los objetos, sabía que debía estar en alguna parte. Cuando le pregunté, Mark supuso que debía de haber algún mecanismo con una trampilla; lo que no sabía era que había un diminuto mago, Billy Kidd, agazapado dentro del armarito para hacer el cambio. Fue extraño y entretenido para el público, pero tampoco hubo aplausos atronadores.

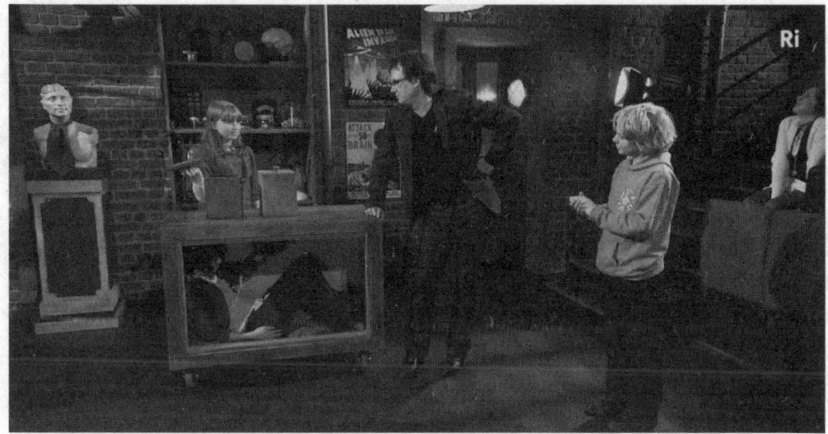

Fig. 1.2. Demostración de la teoría de la mente.

Después pregunté a Mark qué pensaba que haría Olivia cuando saliera al escenario. Pertrechado con su teoría de la mente, Mark fue capaz de predecir que Olivia también buscaría primero en la caja marrón, donde habría visto colocada la maqueta por última vez, porque no podía saber que Billy Kidd estaba ahí. Sin embargo, para que el efecto fuera más espectacular, decidimos cambiar el clímax. Esta vez, Billy Kidd llevaba una mano de monstruo de goma para agarrar a Olivia cuando abriera la caja verde. Después de que Olivia abriera la primera caja vacía, el público pudo ver lo que iba a ocurrir acto seguido y fue presa de una creciente excitación. Cada espectador estaba utilizando su propia teoría de la mente para predecir la sorpresa que se iba a llevar la desprevenida Olivia. Cuando esta dio un salto atrás, asustada por la garra del monstruo, el público estalló en risas y aplausos. Al predecir lo que iba a ocurrir, el efecto cómico fue mayor.

Casi todas nuestras interacciones sociales, sobre todo con personas desconocidas o situaciones inciertas, requieren una teoría de la mente. Sin una teoría de la mente, si somos de los que creen que los demás piensan y ven el mundo igual que nosotros, nos enfrentaremos a serios obstáculos cuando intentemos interactuar con otras personas, seamos niños o adultos. Esa falta de perspicacia afecta a nuestras posibilidades de encontrar la felicidad. Por ejemplo, como descubriremos en la sexta lección, aunque una de las mejores formas de generar felicidad es entablar conversación con un desconocido, la mayoría rehuimos esta oportunidad porque pensamos que será incómodo y que la otra persona pensará lo mismo, cuando en realidad es al revés.

¿QUIÉN SOY?

Entre los dos y los cuatro años, el yo del niño se combina con un mí que cobra cada vez mayor complejidad a medida que atesora más experiencias e información sobre quiénes somos: «¿Quién soy y a qué grupos pertenezco?». El mí empieza a llenarse de información relevante. La psicóloga Susan Harter, destacada experta en el desarrollo infantil del ego, identificó cuatro atributos que los preescolares suelen citar al describir su persona: físicos («Tengo los ojos castaños»), relacionados con la actividad («Me gusta jugar al fútbol»), sociales («Tengo una hermana pequeña») y psicológicos («Estoy contento»).[35] Estos datos prosaicos suelen ser muy específicos y no guardar ninguna relación entre sí. Los niños de esa edad también tienden a ser excesivamente positivos cuando se describen a sí mismos. De adultos, a veces adornamos nuestros logros cuando queremos impresionar a otra persona, pero eso no es nada en comparación con los niños pequeños. Tienen una confianza muy poco realista en sus capacidades («Soy muy fuerte») y, cuando son puestos a prueba, sobrestiman por sistema lo lejos que pueden saltar o su puntería con el balón. De nuevo, esto refleja un egocentrismo excesivo.

La razón por la cual los niños tienen tanta confianza en sí mismos no es que se comparen con los demás, sino que tienden a compararse con cómo fueron la semana pasada, de modo que son conscientes de lo que han mejorado y lo consideran un progreso positivo. Qué irónico resulta que perdamos esta tendencia cuando nos hacemos mayores, y que esa pérdida pueda ser la causa de tanto dolor. Los adultos que no ven su progreso personal tienden a compararse con los demás, en lugar de con cómo les iba el año anterior, o cinco años atrás; de ello nos ocuparemos a fondo en la tercera lección, que versa sobre el cerebro comparador.

En los primeros años escolares, los niños siguen mostrándose demasiado positivos sobre sus capacidades, pero cada vez son más conscientes de las opiniones de los demás. Se produce un notable cambio en su sentido de sí mismos: se vuelven más objetivos y piensan en sí mismos en términos comparativos respecto a sus compañeros de clase. Hacen comparaciones más ajustadas a la realidad, pero también son más conscientes de la importancia de ser aceptados por los compañeros. Por ejemplo, vemos muchos más casos de un comportamiento altruista, como compartir las cosas, aunque normalmente solo lo hacen con sus pares;[36] es más tarde cuando la ayuda prestada a los demás se vuelve menos estratégica. A esta edad también aumenta el interés por la identidad del grupo, y los prejuicios empiezan a asomar la cabeza. Entre los cinco y los siete años, los niños muestran una marcada preferencia por su grupo racial y prejuzgan al resto, sobre todo si han crecido en un entorno segregado sin mezclarse con otras razas.[37]

Cuando los niños se acercan a las últimas etapas de la infancia, entre los ocho y los diez años, esas exuberantes valoraciones positivas de sí mismos empiezan a ceñirse más a la realidad y a menudo se tornan negativas, ya que cada vez se comparan más con sus compañeros.[38] Pueden reconocer que tienen tanto puntos fuertes como débiles, al contrario que los niños más pequeños con su mentalidad dicotómica. Ahora son mucho menos egocéntricos y más sensibles a su comparación con los demás. Hablan de orgullo y vergüenza para describir sus logros, con independencia de lo que les digan sus padres. Las normas culturales y la susceptibilidad a las imágenes que aparecen en los medios empiezan a determinar cada vez más sus aspiraciones. A esta edad, los niños también comienzan a formular versiones idealizadas de lo que les gustaría ser. Los que se sienten inferiores pueden empezar a compararse con compañeros menos dotados como estrategia favorecedora que les permita mantener su autoestima. También son mucho más propensos a definirse en relación con sus pares.

¡Buen trabajo!

Merece la pena dedicar un momento a la relación entre la felicidad y la autoestima. La autoestima es el valor que las personas se atribuyen a sí mismas y está estrechamente ligada a la felicidad. Este vínculo no es demasiado sorprendente: es difícil sentirse feliz si uno no se siente digno de estima. Se ha culpado a la baja autoestima de toda clase de subsiguientes problemas sociales, como la mala salud mental, el abuso de drogas, la delincuencia y la violencia. Desde la década de 1970, y sobre todo en Estados Unidos, se ha desarrollado como estrategia preventiva contra los problemas sociales un movimiento para mejorar la autoestima de los niños mediante el aumento del rendimiento educativo. Cuando trabajé de psicólogo del desarrollo en Estados Unidos, me sorprendió la frecuencia con la que casi todo aquel que interactuara con niños exclamaba: «¡Buen trabajo!». En realidad no importaba si el niño había hecho un buen trabajo o no; más bien se había convertido en algo natural elogiar constantemente al niño para hacer que se sintiera más feliz. Aunque el movimiento por la autoestima ha ejercido una notable influencia en los círculos de padres y educativos, faltan pruebas que respalden la hipótesis de que aumentar la felicidad mediante una mejora de la autoestima tiene resultados beneficiosos.

Los niños con un nivel de autoestima considerado alto son calificados como más seguros de sí mismos, activos, curiosos e independientes.[39] También muestran una mayor capacidad para lidiar con los cambios. Por el contrario, los niños con una autoestima considerada baja tienden a ser retraídos e inseguros y a no saber afrontar las adversidades, pues se frustran o se rinden enseguida. Lo interesante es que, a pesar de que los niños con baja y alta autoestima difieren en su grado de confianza en sí mismos, en realidad no son distintos en cuanto a sus competencias a esa corta edad. Es al adquirir más competencias, más adelante, cuando se establece el vínculo entre competencia y confianza. Esto hace pensar que en la primera infancia es la aportación adulta, sobre todo la de los cuidadores, la que infunde confianza. No obstante, con el paso del tiempo los niños atienden cada vez más a los indicadores objetivos del rendimiento y prestan mayor atención a cómo les va a los demás en comparación con ellos mismos. Los niños no son estúpidos: saben cuándo lo han hecho bien, y eso los hace más felices.

Por supuesto, se podría aducir que una cosa lleva a la otra, es decir, que la confianza aumenta con la probabilidad de que los niños asuman papeles más exigentes, lo que a su vez mejora el rendimiento y, en consecuencia, redunda en un incremento de la confianza en sí mismos. Por otra parte, el rendimiento de un niño menos seguro de sí mismo podría estancarse o decaer si le cuesta afrontar los contratiempos o no se esfuerza lo suficiente. Pero esto es como el dilema del huevo y la gallina: ¿la confianza mejora el rendimiento, o es al revés? Una pista la tenemos en el orden en que se produce el cambio entre autoestima y rendimiento. Un aspecto tiende a preceder al otro, lo que apunta a un papel causal. Las pruebas indican que la autoestima aumenta cuando lo hace el rendimiento, y no al revés.[40] Por tanto, no son los elogios injustificados los que impulsan el rendimiento.

En cuanto a los estilos de crianza relacionados con el rendimiento de los hijos, pueden distinguirse tres grandes categorías: *autoritativa*, *autoritaria* y *permisiva*.[41] Los padres autoritativos tienden a implicarse en el rendimiento de sus hijos. Pueden ser firmes y estructurados, pero también afectuosos y centrados en el niño; este estilo de crianza se asocia a una autoestima más alta.[42] Por el contrario, los padres autoritarios son mucho más estrictos a la hora de controlar la situación y tienden a imponerse, a intervenir y a tomar las riendas sin permitir que el niño dé con las soluciones; este estilo de crianza se asocia a una autoestima más baja.[43] Son los a veces llamados «padres helicóptero»: los que están siempre encima del niño, aguardando el primer traspié que corregir. Los hijos de padres autoritarios tienden a depender en exceso de los demás y a pensar que son otros los responsables de su propia situación. Por último, la crianza permisiva es más indolente o laxa, y se ha asociado al retraso de la madurez de los niños.[44]

¿Qué podemos hacer en la crianza de los niños para que sean más felices y después se conviertan en adultos felices? La recompensa y el elogio son importantes para aumentar la autoestima, la seguridad en uno mismo y la voluntad de asumir papeles más exigentes, pero deben ser proporcionales a los logros. Si elogiamos en exceso a nuestros hijos, al principio los haremos felices, porque es lo que buscan de unos adultos afectuosos, pero correremos el peligro de sabotear sin querer sus destrezas. Si por defecto cada resultado se convierte en un buen trabajo, nuestro hijo no aprenderá a discriminar entre los aciertos y los errores. Con el tiempo, esto hará que sean menos independientes y resilientes cuando no estemos a su lado. Interésate activamente por los esfuerzos de tu hijo y apóyalo en lo que puedas con ánimos y consejos, pero sin prodigarle elogios injustificados. Distánciate un poco y deja que cometa sus propios errores para que aprenda de ellos sin sentirse juzgado, de modo que no se vea presionado para hacerlo bien con el fin de ganarse tu amor incondicional. Oriéntalo, deja que progrese, pero sin ignorarlo ni sofocarlo. Proporciónale el andamiaje materno o paterno para sostenerlo, en vez de coartarlo.

Hemos empezado esta lección con el descubrimiento de que los niños felices tienden a ser felices de adultos. Esa felicidad en la niñez se debe en gran parte a las relaciones de apoyo con los demás, pero ¿qué determina la capacidad de establecer relaciones sanas? Hay una serie de mecanismos, pero la regulación emocional —la capacidad de gestionar nuestras emociones— es un factor muy importante. Ejercemos el autocontrol mediante la actividad de las regiones corticales prefrontales del cerebro, que son las que más tardan en desarrollarse y desempeñan una función esencial en la coordinación de los distintos sistemas que genera nuestra mente.

Los sistemas prefrontales no alcanzan la madurez hasta la edad adulta, lo que explica por qué los adolescentes pueden ser tan impulsivos y experimentar pensamientos y conductas desorganizados. En el caso de los preescolares, estos sistemas no logran regular los arrebatos emocionales y las rabietas que se observan a esta edad. La falta de control de los impulsos también explica el pensamiento egocéntrico de los niños que no pueden inhibir su propia perspectiva en la prueba de las Tres Montañas, o en la demostración de la teoría de la mente que citamos antes, porque son incapaces de inhibir el impulso de decir lo que saben que es verdad. No pueden dejar de decir «lápices» cuando en realidad deberían responder «Lacasitos».[45] Incluso los adultos pueden experimentar pensamientos impulsivos y desorganizados cuando su sistema prefrontal no funciona como debe. Uno de los efectos del alcohol es la alteración de las funciones prefrontales, razón por la cual los adultos ebrios se desinhiben. La regulación emocional es importante para controlar la ira, para mantener la cabeza fría cuando los ánimos empiezan a encenderse.[46] Una ventaja de la lenta maduración del sistema prefrontal es que podemos adaptar nuestra conducta a múltiples normas sociales, reglas y culturas que cambian constantemente, y modificarla en consecuencia. La neurocientífica Sarah-Jayne Blakemore sostiene que, mediante el prolongado desarrollo del sistema prefrontal, nos «inventamos a nosotros mismos» al establecer las redes reguladoras necesarias para desenvolvernos como adultos.[47]

Cuando somos adultos, dependemos del control que nos proveen los sistemas corticales prefrontales. Con la edad, estos desempeñan cada vez más las llamadas *funciones ejecutivas*, como la planificación y el razonamiento, e inhiben los pensamientos irrelevantes o intrusivos. La estabilidad, la coherencia y la regularidad durante la infancia permiten al cerebro, que en esa fase está en proceso de maduración, codificar formas adaptativas de conducta, porque estos parámetros dotan al niño de la capacidad de detectar y reconocer patrones y prever el modo de responder. Esto nos permite dominar las situaciones del tipo «Si hago esto, es probable que ellos hagan eso otro». Esta capacidad de predicción, facilitada por una teoría de la mente, nos permite orientarnos en los complejos mundos sociales que habitamos.

El yo espejo

El último sentido del yo que influye en nuestra felicidad es lo que creemos que los demás opinan de nosotros. Quiénes somos depende de lo que piensen de nosotros los demás. Podemos creernos los más graciosos del mundo, pero, si nadie se ríe, ¿de verdad somos tan graciosos? Esto es lo que el sociólogo Charles Cooley denominó «el yo espejo», es decir, la idea de que el yo es un reflejo de lo que los demás piensan de nosotros.[48] El problema es que, en realidad, no podemos saber lo que los demás piensan de nosotros. Solo podemos suponer cómo nos perciben, lo que crea un modelo para un yo en constante cambio, como expresa bien el trabalenguas de Cooley:

«No soy lo que creo que soy ni soy lo que crees que soy, sino que soy lo que creo que tú crees que soy».

El yo espejo es la razón por la que a menudo no somos fieles a nosotros mismos. Nos comportamos de forma distinta en la sala de juntas, en el dormitorio, en la cancha o en los distintos grupos a los que pertenecemos, y eso nos incomoda. Lo deseable sería mantener la coherencia en cada una de estas relaciones, para no perder la integridad, pero no podemos comportarnos de la misma forma en distintos grupos porque sería inapropiado. Podemos ser románticos con la pareja, pero debemos mantener la profesionalidad con los compañeros. Expresar inseguridades y vulnerabilidades tal vez se considere adecuado en ciertas situaciones (por ejemplo, en psicoterapia), pero no en otras (como en las entrevistas de trabajo). A veces nos da la sensación de que somos personas distintas. En esos momentos quizá sintamos una pérdida de la identidad. La actual polémica en torno a la política identitaria refleja las tensiones que existen entre el concepto que las personas tienen de sí mismas y el que la sociedad tiene de ellas. Algunos creemos que nunca hemos tenido la oportunidad de ser de verdad nosotros mismos. Quizá por eso, de lo que más se arrepienten los enfermos terminales es de no haber tenido la valentía de vivir una vida fiel a su verdadero yo, en vez de a lo que los demás esperaban de ellos.[49]

Cuando somos infelices, nosotros mismos nos machacamos por nuestros fracasos y malas decisiones. Los atribuimos a nuestro yo. Sin embargo, no elegimos en qué entornos crecemos, ni podemos controlar todas las experiencias que acaban influyendo en nosotros. Nuestras autobiografías las escriben otros. Una vez que somos conscientes de que el yo se construye a partir de múltiples factores, podemos empezar a quitarnos de encima esa carga. Si somos capaces de distanciarnos un poco para que no nos afecte tanto emocionalmente, podremos encontrar una perspectiva más sana. A esto me refiero cuando hablo de ser menos egocéntricos y más alocéntricos.

Al volvernos menos egocéntricos, se activa un proceso psicológico conocido como *desapego* o *descentramiento*. El desapego no es la indiferencia o la negación de los pensamientos y emociones, sino el acto de ver estos estados mentales con más objetividad, lo que constituye una forma más productiva de marcar una distancia psicológica entre nosotros mismos y nuestras experiencias mentales. En la quinta lección explicaré por qué el desapego es una técnica para combatir los pensamientos negativos intrusivos.

Mientras tanto, he aquí un truco que te ayudará a distanciarte de las emociones y los pensamientos perturbadores.

Si te sientes mal, di en voz alta: «Yo no soy mis sentimientos, mis emociones, mi pasado ni mis creencias». Y luego: «Soy una persona con sentimientos, creencias y emociones». Y puedes añadir: «No soy una persona ansiosa, sino una persona que está teniendo un pensamiento ansioso».

Este sutil cambio en el lenguaje permite que dejemos de vernos como alguien que está y siempre estará ansioso y nos veamos como alguien que está experimentando en ese momento un episodio temporal de ansiedad. Esta es una forma mucho más positiva y optimista de pensar que retomaremos en la cuarta lección.

Algunas personas creen que la solución para ser más felices es deshacerse del yo. El budismo propugna el *anatta* o «no yo» como meta para la felicidad iluminada, que se alcanza al desprendernos de todos los componentes que generan la experiencia del yo. En lecciones posteriores explicaremos por qué la meditación, los rituales y los alucinógenos que alteran radicalmente nuestra percepción del yo pueden ser terapéuticos para una vida mental más sana, si bien no son recomendables para todo el mundo. A veces, esas prácticas conducen a la *despersonalización*. Algunos síntomas de la despersonalización son que nos sintamos observadores externos de nuestros pensamientos y sentimientos, o de nuestro cuerpo o de algunas partes de él (como si flotásemos en el aire por encima de nosotros o fuésemos un robot), o que no podamos controlar el habla o los movimientos. La sensación de pérdida de control parece ser un factor crítico subyacente a la experiencia negativa tras la despersonalización. Sin embargo, si logramos hacernos con el control de nuestro yo egocéntrico y enfocar voluntariamente nuestros pensamientos y comportamientos de modo más alocéntrico, generaremos una experiencia positiva que cimentará nuestro camino hacia una mayor felicidad.

El sentido del yo incorporado debió de evolucionar para mejorar nuestra especie. Está ahí por una buena razón, como una forma de llevar un registro de las experiencias conscientes, de organizar los pensamientos e interactuar con los demás. No precisamos aniquilar nuestro yo para tener una mente más sana, pero sí podemos amortiguar el yo egocéntrico, o silenciarlo, para poder oír a los demás. Podemos distanciarnos un poco del yo cuando rumiamos lo negativo. Podemos aprender que funcionamos con múltiples versiones de nuestro yo que reflejan las expectativas y opiniones de los demás, pero también que no debemos depender en exceso de lo que piensan los otros, porque, si nos ceñimos demasiado a ello, los demás se darán cuenta de que estamos siendo falsos y terminarán por cuestionar la fiabilidad de los modelos que se han formado de nuestra persona. Nosotros, por otra parte, nos damos cuenta de que nos estamos adaptando constantemente para complacer a los demás. Alcanzar el equilibrio entre el yo egocéntrico y el alocéntrico es clave para nuestra búsqueda de la felicidad. El yo no está grabado en piedra, y pensar eso es muy liberador. Podemos cambiar nuestro ego.

Ejercicios para la felicidad

- ✓ **Empieza un diario.** Invierte en un cuaderno y en bolígrafos de buena calidad. El papel es mejor que las superficies digitales. Actualiza tu diario con la mayor regularidad posible. Llevar un diario nos ayuda a relativizar las cosas y deja constancia de nuestra vida y de cómo cambia.
- ✓ **Rescata los viejos diarios y cartas que tengas.** Esto no solo nos recuerda cómo ha cambiado nuestro yo, sino que estos documentos demuestran que hemos superado la mayor parte de nuestros problemas y antiguas preocupaciones.
- ✓ **Adopta un punto de vista alocéntrico.** La próxima vez que tengas un conflicto, intenta ver los problemas desde el punto de vista de otra persona. En vez de decir: «No lo entiendes», prueba a decir: «No me estoy explicando bien». Esto no solo debería mitigar los sentimientos negativos, sino que también es probable que conduzca a una solución.

- ✓ **Apoya y anima a tus hijos, pero no los domines ni elogies excesivamente sus esfuerzos.** Sé positivo y céntrate en los éxitos, pero sin excederte. De lo contrario, se acostumbrarán a los elogios y los esperarán aun cuando sean injustificados.
- ✓ **Distánciate de tus emociones y pensamientos perturbadores** diciendo: «Yo no soy mis sentimientos, mis emociones, mi pasado ni mis creencias». Y luego: «Soy una persona con sentimientos, creencias y emociones». Este sutil cambio en el lenguaje cambia el ego.

LECCIÓN SEGUNDA: EVITA EL AISLAMIENTO

Muy pocos podríamos durar en la naturaleza salvaje sin las competencias y los conocimientos necesarios para vivir de la tierra. Si tuviésemos que arreglárnoslas por nuestra cuenta y riesgo, la mayoría moriríamos de inanición. Nos hemos vuelto dependientes de la tecnología, la civilización y las ventajas del mundo moderno, pero, aun con todas estas comodidades, seguimos necesitando algo más básico: la compañía de los demás, no solo para nuestra supervivencia, sino también para nuestro bienestar emocional. Nuestra felicidad depende de los demás. ¿Por qué el ser humano ha desarrollado tanta dependencia social? La respuesta es mucho menos evidente de lo que cabría pensar, y tiene que ver con el cerebro, el alumbramiento y la crianza de los hijos.

Todas las especies tienen una *estrategia de historia de vida*.[50] Se trata de los patrones evolutivos que definen cómo viven los animales, su reproducción y su esperanza de vida. Algunos animales son más longevos que otros. Algunos viven relativamente aislados, mientras que otros lo hacen en grandes grupos. Algunos tienen una única cría a la que protegen y alimentan, y otros muchas a las que abandonan para que se enfrenten al medio por sí solas. Algunos se emparejan de por vida, otros son promiscuos. Todos estos patrones han evolucionado para optimizar la supervivencia de cada especie en condiciones siempre cambiantes.

Aunque un ser humano pueda vivir mucho o poco, ser ermitaño o sociable, tener muchos hijos o ninguno, preferir una pareja de por vida o no emparejarse nunca, el conjunto de nuestra especie sigue una estrategia de historia de vida general. Lo que principalmente ha determinado esa estrategia de historia de vida ha sido la evolución del cerebro humano, que permitía la prosocialidad pero también dependía de ella. La evolución del cerebro también explica por qué sentimos emociones como la felicidad y por qué algunas de nuestras mayores alegrías derivan de nuestras interacciones con los demás.

En comparación con otros primates, nuestra estrategia de historia de vida se caracteriza por una vida relativamente larga, un mayor número de hijos y la supervivencia más allá de la edad reproductiva.[51] También tendemos a establecer relaciones largas y duraderas, y dedicamos mucha energía y atención a nuestros seres queridos. Esto forja la relación entre las interacciones sociales tempranas y la felicidad posterior, ya que las interacciones sociales positivas son por sistema el mejor indicador para predecir la felicidad de una persona. Por ejemplo, en el estudio más prolongado que se ha realizado nunca sobre el bienestar, llevado a cabo con hombres de Boston durante ochenta años a partir de 1934 y conocido como el Estudio de Harvard sobre el Desarrollo Adulto, el factor predictivo más constante fueron las buenas relaciones sociales.[52]

El ser humano también tiene la infancia más larga del reino animal, porque nuestro cerebro es el de mayor tamaño relativo. Nuestro cerebro es siete veces mayor de lo que correspondería al tamaño medio de nuestro cuerpo. El cerebro consume muchos recursos metabólicos, por lo que debió haber una buena razón para desarrollar esta costosa adaptación y permitir que siguiera creciendo. Una explicación interesante es la llamada *hipótesis del cerebro social*.[53] Según el psicólogo Robin Dunbar, que popularizó el concepto, si observamos el reino animal, los mamíferos que viven en grupos sociales complejos tienen el cerebro más grande. Dunbar sostiene que los acuerdos sociales complejos son especialmente difíciles; sin embargo, con un cerebro mayor, podemos realizar un mejor seguimiento de la información necesaria para orientarnos en el paisaje social. En un estudio se demostró que el tamaño del cerebro humano predecía la extensión de la red de relaciones sociales en función de la capacidad de la persona para aplicar la teoría de la mente.[54] Un cerebro de gran tamaño nos permite predecir qué piensan los demás y qué harán a continuación.

La inteligencia humana aumentó porque vivíamos en grupos complejos, desarrollamos la capacidad del lenguaje para compartir información y aprendimos a cooperar.[55] Esto creó un bucle de retroalimentación positiva, el llamado *trinquete cultural*, de modo que el conocimiento adquirido por una generación se transmitía a la siguiente, y de este modo se fue acumulando cada vez más conocimiento especializado y sabiduría lo largo del tiempo.[56] La capacidad de los seres humanos para vivir y aprender juntos explica por qué nuestra especie ha evolucionado con tanta rapidez en los últimos doscientos mil años.

Sin embargo, para que nuestro gran cerebro creciera, tuvimos que prolongar el período inicial del desarrollo y dar prioridad al cerebro en el reparto de la valiosa energía. Esto explica por qué los niños pequeños tienen la cabeza tan grande respecto al cuerpo: la mayoría de los recursos energéticos se desvían al cerebro durante los primeros años. El cerebro de un recién nacido pesa unos 350 gramos, la cuarta parte que un cerebro adulto, el cual alcanza unos 1,5 kilos. Representa el 10 por ciento del peso corporal del lactante, mientras que el cerebro adulto equivale al 2 por ciento del peso total del cuerpo. La mayor parte de esta diferencia se compensa en los primeros seis o siete años, cuando el tamaño del cerebro del niño se triplica. Más tarde, a medida que disminuyen las necesidades energéticas del cerebro, nuestro cuerpo empieza a acelerar el crecimiento con la correspondiente asignación de energía.

Sin embargo, que los niños tengan el cerebro grande supone un considerable problema para las madres. Cuando nuestros antepasados descendieron de los árboles y empezaron a andar erguidos, cambió la anatomía del cuerpo humano. Para desplazarse con eficacia sobre dos piernas, las caderas tienen que ser estrechas, pues de lo contrario nos tambalearíamos como los chimpancés cuando intentan caminar erguidos. Para huir de los depredadores y capturar presas, existía una presión adaptativa para evitar que las caderas humanas se ensancharan demasiado, lo que a su vez hizo que la cavidad pélvica —el espacio entre las caderas— no pudiera agrandarse más. En las mujeres, la cavidad pélvica determina el tamaño del canal del parto, que a su vez determina el tamaño de la cabeza del bebé que la madre puede dar a luz. El problema es que, al evolucionar nuestro cerebro social, aumentó de tamaño hasta ser tres o cuatro veces mayor que el de nuestros antepasados simios, lo que hizo más difícil el parto de los homínidos. Aunque el cráneo es relativamente blando y se comprime en forma de pan de azúcar durante el parto, se ha comparado el acto de dar a luz con el de pasar «una sandía o una bola de bolos» por un «aro de fuego».[57]

Hay madres que dan a luz sin esfuerzo, algunas incluso a solas, pero son una minoría. La mayoría de los partos humanos son difíciles, dolorosos, y requieren ayuda física o de comadronas. No es el caso de nuestras primas chimpancés, dotadas de caderas anchas, que se apañan ellas solas y suelen dar a luz en un par de horas, sin tanta conmoción ni tanto dolor.[58] La asistencia al parto es muy rara en los primates no humanos, mientras que es una característica estable y universal de nuestra especie. Si tenemos en cuenta el tiempo, el esfuerzo, el dolor y la posibilidad de que aparecieran depredadores oportunistas, el nacimiento humano solo resultaba viable con la ayuda de otros, pero ¿quiénes eran estos primeros asistentes de parto y por qué se molestaban en ayudar?

Es probable que las primeras comadronas fuesen las abuelas maternas y las tías del bebé, cuyo lazo de parentesco genético era más cercano. Las madres que vivían lo suficiente para ayudar a sus hijas en el parto debieron de conceder una ventaja para vivir más allá de la edad reproductiva, ya que su descendencia portaría los genes de la longevidad. La *hipótesis de la abuela* explica el valor evolutivo de las hembras humanas que viven bastante más allá de la menopausia, momento en el que dejan de poder tener hijos.[59] La modelización matemática de la evolución humana muestra que el surgimiento de las abuelas aumentó la esperanza de vida humana.[60] La ayuda de las abuelas a la crianza de los hijos debió de permitir que se duplicara la esperanza de vida humana, desde los veinticinco años a los cincuenta, en menos de sesenta mil años, lo que ampliaba la oportunidad del trinquete cultural y de la transmisión de la sabiduría. Recuérdalo la próxima vez que te incomode la señora mayor que está delante de ti en la cola mientras intenta acordarse de su número PIN. Tu esperanza de vida y tu inteligencia se deben a tus abuelas ancestrales.

Tras el parto, la madre y el bebé también se beneficiaban de la ayuda de los demás, no solo de los individuos que estaban genéticamente emparentados con ellos. El proverbio africano según el cual hace falta una aldea para criar a un niño tiene mucho de verdad, no solo en relación con los aspectos prácticos de cuidar a nuestros pequeños, sino también por el modo en que el grupo influye en ellos. Como señalamos en la lección anterior, nos volcamos mucho en los niños pequeños desde el punto de vista emocional, y esa compasión podría haber surgido como un rasgo humano estable que fomentaba la cohesión social del grupo.[61] Así pues, las exigencias de la crianza de los hijos dieron forma a la sociedad humana. Lo normal era que los padres que necesitaban ayuda con la crianza de sus hijos devolviesen el favor en otros nacimientos de la tribu. Estos individuos cooperativos se reprodujeron con más éxito y transmitieron rasgos como la compasión por la descendencia, lo que aumentó la probabilidad de que la conducta prosocial se estableciera como patrón en la especie. Si a la crianza de los hijos se añaden recompensas emocionales como la alegría y la felicidad, se obtiene una eficaz mezcla para que la conectividad social se extienda y consolide.

No es solo por la dificultad de criar a los hijos por lo que son necesarios los lazos afectivos dentro del grupo. La hipótesis del cerebro social predice que los animales que viven en grandes grupos sociales formarán alianzas entre ellos, aunque no tengan relación de parentesco, para alcanzar objetivos y evitar conflictos personales. En el caso de los seres humanos, a estas alianzas las llamamos amistades, que se generan y mantienen por diversos grados de emociones positivas.

En su libro *Amigos: el poder de nuestras relaciones más importantes*,[62] Robin Dunbar analiza cómo y por qué se forman las amistades, cómo se mantienen y por qué a veces se rompen. Dunbar identifica diferentes círculos con las etiquetas «simplemente amigos, buenos amigos, grandes amigos y amigos íntimos», cada uno de los cuales proporciona distintos niveles de apoyo emocional y compromiso. Todos ellos generan y requieren un vínculo emocional positivo. A través de estas interacciones, evolucionamos hasta convertirnos en la especie que somos hoy, la cual convive, coopera y necesita el sustento social y el apego emocional para sobrevivir.[63]

El apego emocional

Seguramente habrás visto como los patitos siguen a su madre a todas partes; es evidente que tienen el impulso biológico de mantenerse cerca de ella. Si la madre se aleja, los patitos graznan más alto para avisarla de que debe volver con ellos. El ser humano no es distinto. Si observamos a un niño pequeño con su madre, parece que estén unidos por una cinta elástica invisible. Nada es más llamativo que el llanto de un bebé angustiado: es una sirena biológica que desencadena una fuerte reacción emocional negativa en los adultos para que respondan.[64] Algunos niños son más independientes que otros, y existen diferencias culturales en cuanto a lo cómodos o incómodos que se sienten los padres al separarse de sus hijos, pero formar unos fuertes lazos emocionales o de apego con nuestros pequeños es parte de la naturaleza humana.[65]

El psiquiatra británico John Bowlby sostenía que este vínculo emocional primitivo era necesario para asegurar la supervivencia, y que cualquier cosa que trastocara ese apego era perjudicial para el curso normal del desarrollo.[66] Llegó a esta conclusión basándose en sus estudios con niños cuya vida se había visto alterada por la separación de sus familias al ser evacuadas del Londres bombardeado en la Segunda Guerra Mundial. Bowlby descubrió que muchos evacuados acababan desarrollando problemas de conducta, y sostuvo que los niños no solo necesitan alimento y consuelo, sino también apego emocional o amor desde una edad muy temprana.

La investigación sobre el apego es uno de los principales campos de la psicología del desarrollo, porque todos tenemos una opinión sobre cómo afectaron nuestros padres a nuestro desarrollo, y muchos nos preocupamos por saber cuál es la mejor forma de criar a nuestros hijos. La psicología no siempre ha dado buenos consejos a los padres, como el castigo físico («Mejor una bofetada a tiempo que dos a destiempo»), pero la idea general de Bowlby sobre la importancia de los primeros entornos sociales ha superado la prueba del tiempo. La investigación sobre el desarrollo en todo el reino animal mediante técnicas conductuales y neurocientíficas ha demostrado que existe un impulso para establecer una estrecha conexión emocional con los demás desde el nacimiento, denominado *apego seguro*, sobre todo entre aquellos animales que viven en grupos sociales.

En las décadas de 1950 y 1960, el psicólogo Harry Harlow puso a prueba las afirmaciones de Bowlby criando crías de monos Rhesus aisladas.[67] Aunque les proporcionó todo lo necesario para la supervivencia, como comida y calor, los animales socialmente aislados desarrollaron graves problemas de conducta y les resultaba difícil reintegrarse cuando volvían a estar en compañía de otros monos. No se apareaban cuando alcanzaban la madurez, y las hembras inseminadas artificialmente eran incapaces de comportarse como madres con sus crías: las ignoraban, las rechazaban y, a veces, incluso las mataban. Lo significativo era que los efectos del aislamiento social eran especialmente perjudiciales durante los primeros seis meses de vida. Si los macacos Rhesus bebés pasaban solo tres meses aislados, podían recuperarse. Si eran aislados a partir de los seis meses, también salían relativamente indemnes. Los más perjudicados eran los monos que pasaban los primeros seis meses de vida aislados. Esto indica que para los macacos Rhesus, con quienes los humanos tienen una lejana relación de parentesco, los primeros seis meses representan un período crítico para el apego y el posterior comportamiento social normal.

Harlow determinó más tarde que los efectos de ese aislamiento inicial podían revertirse tras los seis meses juntando a los animales aislados con otros monos «terapeutas», es decir, jóvenes, criados con normalidad y deseosos de entablar una relación.[68] Aunque al principio los monos aislados rechazaban a los monos terapeutas, al cabo de unas semanas de juego constante empezaban a mostrar señales de comportamiento social normal, y al final del primer año ya estaban totalmente recuperados. Esto pone de manifiesto que la rehabilitación tras un período de privación social extrema es posible, pero requiere integración social.

Aunque por motivos éticos no es posible probar la teoría de Bowlby con niños humanos, el caso de los niños huérfanos que han crecido en circunstancias de grave privación corrobora la existencia de un período crítico para el apego y los efectos a largo plazo del aislamiento social temprano para el desarrollo humano. En 1990, tras la caída de la dictadura comunista de Nicolae Ceauşescu, las instituciones estatales de Rumanía estaban llenas de niños abandonados por sus padres. Ceauşescu había presionado a las mujeres para que tuviesen al menos cinco hijos, so pena de cárcel si empleaban métodos anticonceptivos o abortaban. Por tanto, cuando la economía se desplomó, los padres que habían caído en la pobreza se vieron obligados a abandonar a los hijos que ya no podían cuidar.

Al llegar a los orfanatos, los equipos de rescate se encontraron las peores condiciones que habían visto nunca. Los niños pequeños estaban encadenados a las camas, sobre sus propios excrementos, y los lavaban con una manguera de agua fría cuando el hedor era insoportable. La interacción social con los cuidadores —que tenían que atender a una media de treinta niños— era escasa o nula. Allí no había amor ni apego. Cientos de huérfanos fueron rescatados y posteriormente criados por familias de acogida de varios países, como Estados Unidos, Reino Unido, Canadá y Países Bajos. ¿Qué tal les fue en su nuevo hogar?

Treinta años después, estos huérfanos son adultos y viven en Occidente. Al principio, cuando salían de los orfanatos, los niños padecían desnutrición, y sus puntuaciones en las pruebas de comportamiento e inteligencia eran muy bajas, pero se recuperaron con rapidez y apenas presentaban señales de problemas a largo plazo, con la excepción de los que habían pasado más de sus seis primeros meses de vida en el orfanato.[69] Con el paso de los años, algunos de estos individuos manifestaron problemas de conducta en la escuela y dificultades emocionales de adultos. Se determinó que estas personas, al crecer, eran «cuasi-autistas», porque presentaban algunos de los síntomas característicos de retraimiento social asociados al autismo.[70] Algo se estropeó en su cerebro durante esos primeros seis meses críticos, el mismo período que en el caso de los macacos Rhesus de Harlow.[71]

Sin el apego fiable a un cuidador principal desde el inicio, los niños desarrollan el llamado *apego desinhibido*. Desde el punto de vista conductual, a medida que crecen, los niños que manifiestan apego desinhibido no buscan a un adulto concreto, ni diferencian entre adultos. Se pueden ir fácilmente con desconocidos y no buscan con la mirada a sus padres en las situaciones que les producen ansiedad. Los niños desinhibidos son indiscriminados en sus amistades y tienen dificultades para establecer relaciones estrechas y basadas en la confianza. Esta deficiencia social causó daños colaterales a los vulnerables huérfanos rumanos. Aunque recuperaron por completo las capacidades cognitivas y su inteligencia quedó relativamente indemne tras esos duros comienzos en la vida, el aislamiento social tuvo a largo plazo consecuencias negativas para su vida emocional, a pesar de los cuidados y el afecto que les proporcionaron sus familias de acogida.[72]

La integración social sigue siendo un componente crítico en el desarrollo normal y, más adelante, en el bienestar adulto. Al igual que la mayoría de los aspectos de la conducta humana, las habilidades sociales pueden variar, pero todos necesitamos la compañía de los demás, porque así es como hemos evolucionado. Es la fuente primaria de nuestra felicidad, por eso nos sentimos tan mal cuando nos ignoran, excluyen o rechazan.

La muerte social

Como señalamos en la primera lección, los niños felices tienden a ser felices de adultos. Que los demás lo acepten es fundamental para que un niño sea feliz, pero el patio del colegio está lleno de lealtades y políticas que precisan una astuta inteligencia social para desenvolverse en él. Desde muy corta edad, los alumnos de preescolar recurren a la exclusión de sus compañeros para manipular las relaciones, y las niñas utilizan esta estrategia el doble que los niños.[73]

Agresión social es el término que se utiliza para designar el daño psicológico que unas personas pueden infligir a otras mediante la exclusión, los rumores y prácticamente cualquier cosa que debilite su estatus social. Hay una forma de agresión social, el *ostracismo* (el hecho de ser ignorados o marginados), que resulta especialmente dolorosa y problemática para los adolescentes. Un estudio sobre las agresiones sociales realizado con más de 4800 niños de entre nueve y trece años determinó que prefieren sufrir violencia física que ser marginados.[74] Incluso cuando somos adultos nos duele el aislamiento. En la autobiografía de

Nelson Mandela, en la que habla del tiempo que pasó como preso político en la isla Robben, escribió: «Nada resulta tan deshumanizador como la ausencia de contacto humano», y contaba que conocía a presos que preferían recibir media docena de latigazos que estar en régimen de aislamiento.[75] Sentirse solo es uno de los peores sentimientos del mundo.

El temor al ostracismo sigue siendo una de las principales preocupaciones a lo largo de toda la vida. Se trata de un fenómeno habitual, ya que un estudio señala que la mayoría de las personas son ignoradas o marginadas al menos una vez al día de media.[76] El ostracismo nunca pierde sus efectos. Su impacto es tan grande que somos automáticamente sensibles a cualquier indicio de que estamos siendo excluidos. El psicólogo Kip Williams lo descubrió por casualidad, un memorable día en el que estaba sentado con su perro en el parque del campus de la Universidad Purdue, en Indiana, donde trabajaba. Un *frisbee* le dio en la espalda. Se dio la vuelta y vio a dos chicos jugando, así que lo devolvió hábilmente a la pareja, que después empezaron a lanzárselo a Williams. Se alegró de haberse puesto a jugar de forma espontánea con una pareja de desconocidos, pero, al cabo de unos cuatro minutos, dejaron de lanzarle el disco. Imaginemos lo incómodo que debió de ser, estar ahí como un pasmarote esperando el *frisbee*. ¿Qué hacemos en un caso así? ¿Esperamos a que nos lo lancen de nuevo, o simplemente hacemos mutis por el foro? Williams sintió de inmediato el efecto emocional negativo del ostracismo.

Tras reflexionar sobre su propia reacción emocional al rechazo, Williams se propuso estudiar hasta qué punto somos sensibles a la marginación. Para simular su episodio con el *frisbee*, desarrolló un juego en internet llamado Cyberball en el que los participantes y dos jugadores simulados se lanzaban la pelota de manera virtual.[77] Y, al igual que en su experiencia en el parque, al cabo de un minuto, más o menos, el programa hacía que la pelota ya no se pasara al participante humano, sino solo entre los otros dos jugadores. ¿Cómo reaccionó la gente a este ostracismo informatizado?

Sorprendentemente, aunque se trate de un simple juego de ordenador, el ostracismo mediante Cyberball es muy efectivo.

Un análisis a gran escala de 120 estudios que han utilizado el paradigma con más de once mil jugadores (un metaanálisis) determinó que el ostracismo inducido produce unos efectos negativos muy amplios y sólidos.[78] Los participantes reportaron un estado de ánimo negativo, una autoestima más baja y una pérdida de control tras verse excluidos, a pesar de que sabían que no estaban jugando con participantes humanos y que el programa había sido manipulado. Nuestra reacción al ostracismo es una especie de reflejo que hemos incorporado con la evolución.

El aislamiento social, el ostracismo, la marginación y el rechazo tienen consecuencias negativas inmediatas y a largo plazo para el bienestar psicológico. Williams se refiere a la exclusión como «el beso de la muerte social».[79] Después identificó tres etapas de reacción al ostracismo, que comprenden: a) un dolor social reflejo, inmediato y automático; b) una etapa reflexiva en la que la persona trata de racionalizar la situación y hacer frente a ella; y c) una etapa de resignación que se produce tras un ostracismo prolongado.

Que nos aíslen nos hace infelices, pero ahí reside la explicación de por qué tenemos estas reacciones emocionales negativas. Es un castigo negativo que nos mueve a evitar la exclusión. Al igual que el dolor físico, el dolor social del aislamiento es una advertencia para que cambiemos. De hecho, el dolor de la pérdida social activa las mismas regiones cerebrales que el dolor físico.[80] Y pone en marcha una serie de mecanismos de superación para reintegrarnos en el grupo social que amenaza con expulsarnos. En cuanto nos damos cuenta de que corremos el riesgo de vernos en el ostracismo, nos ponemos en alerta y buscamos oportunidades para congraciarnos con los demás. Si estas estrategias de reinserción fracasan, nos vemos conducidos a la impotencia, la alienación y la depresión al sentirnos indignos. A la larga, el aislamiento puede provocar una muerte prematura.

LA SOLEDAD: EL ASESINO SOLITARIO

La psicóloga Julianne Holt-Lunstad se ganaba la vida sometiendo a la gente a presión. Interesada en saber cómo afectaba el estrés a la presión arterial, invitaba a los participantes a su laboratorio y les hacía hablar en público, lo que más ansiedad provoca a la mayoría de las personas. Lo que descubrió fue que, en general, los participantes que contaban con el apoyo de amigos reaccionaban mucho mejor a sus pruebas que quienes acudían solos.[81] Incluso algo tan tangible como el dolor físico se puede tolerar mejor cuando nos acompaña un ser querido. A los participantes de un estudio escandinavo se les aplicó presión en la uña del dedo índice para medir su tolerancia al dolor, tanto cuando estaban solos como acompañados por su pareja. Cuando el ser querido estaba presente, los heroicos participantes podían tolerar bastante más presión en la uña del dedo índice y reportaban menos dolor en comparación con quienes eran «torturados» a solas.[82]

Si la presencia de otras personas puede influir en nuestras reacciones al dolor, ¿qué ocurre a largo plazo con el papel que desempeñan los demás en nuestra vida? ¿Influyen los otros en nuestra longevidad? Para responder a esta pregunta, Holt-Lunstad analizó estudios de todo el mundo con el fin de determinar si las relaciones sociales influían en la salud de las personas mayores. Lo que descubrió fue que las personas con más relaciones sociales tenían un 50 por ciento más de probabilidades de seguir vivas al final del estudio en comparación con el grupo con menos relaciones sociales.[83] De hecho, cuando analizó los diversos factores conocidos que contribuyen a la esperanza de vida —como la predisposición genética, el acceso a una atención médica de calidad y un estilo de vida saludable basado en la dieta y el ejercicio—, comprobó que palidecían frente al factor predictivo más eficaz: las relaciones sociales.

La soledad no solo puede hacernos infelices, sino incluso matarnos. En el 2023, la revista *American Surgeon* publicó un informe[84] sobre una epidemia de soledad y aislamiento en Estados Unidos, donde el 50 por ciento de la población tiene vínculos sociales deficientes.[85] En el informe se estima que «las consecuencias para la salud física de unos vínculos sociales deficientes o insuficientes incluyen un incremento del riesgo de un 29 por ciento en el caso de enfermedades cardiovasculares, un 32 por ciento en el de apoplejías y un 50 por ciento en el del desarrollo de demencia en personas mayores». Con respecto a la amenaza para la vida, se ha calculado que el aislamiento social y la soledad representan un factor de riesgo mayor de muerte prematura que otros factores poco saludables ya conocidos, como la obesidad y el tabaquismo (quince cigarrillos diarios).[86] ¿Qué podría explicar esta relación entre la soledad y la esperanza de vida? ¿Cómo puede ser que una mente solitaria afecte al cuerpo? La respuesta tiene que ver con el modo en que reaccionamos al estrés y al apoyo que recibimos de otras personas.

El estrés

Cuando nos sentimos amenazados, los seres humanos ponemos en marcha un rápido sistema fisiológico que se ha dado en llamar «reacción de lucha o huida» y alude a las estrategias para enfrentarnos a la amenaza o poner pies en polvorosa. Debería llamarse «reacción de lucha, huida o parálisis», ya que muchos animales, incluidos a veces los seres humanos, se quedan involuntariamente inmóviles ante el peligro, de ahí que hablemos de «miedo paralizante». Es la respuesta del cuerpo ante una adversidad lo que provoca el aumento de la presión arterial y de las frecuencias cardíaca y respiratoria, así como otros cambios físicos —por ejemplo, la dilatación de las pupilas para ver mejor en la oscuridad— que nos preparan para afrontar la amenaza. Esta reacción es la parte *simpática* del sistema nervioso autónomo, que, como indica su nombre, es relativamente automático y no está sujeto al control voluntario. Estos cambios simpáticos, que se producen en ráfagas cortas, son adaptativos y movilizan y proporcionan energía al cuerpo para que haga frente con rapidez a las posibles amenazas.

Uno de los problemas de la reacción de lucha o huida es que, a menudo, cuando el peligro ha pasado o resultó ser una falsa alarma, nos cuesta volver a relajarnos. Las personas que padecen ansiedad —el problema de salud mental más común— son hiperactivas en su reacción de lucha o huida. Algunos temores son concretos, como en el caso de las fobias, pero lo más frecuente es que la ansiedad sea general: un estado de temor constante sin que exista ningún peligro evidente. Es el tipo de trastorno de ansiedad más común. De vez en cuando, estas personas pueden sufrir episodios intensos de ataques de pánico, asociados con la hiperventilación y un incontenible pavor. Después de la ansiedad general, el siguiente problema más común es la ansiedad social, o fobia social, la responsable de que hablar en público resulte tan estresante. Como indica su nombre, la ansiedad social se da en aquellas situaciones en las que uno experimenta ansiedad en compañía de otras personas. La ansiedad social extrema puede ser debilitante al causar que las personas se aíslen y se retraigan, lo que no hace sino agravar el problema del aislamiento. Por ejemplo, en un estudio de 1998 se observó una alta probabilidad de que los adolescentes que padecían fobia social hubieran rehuido las interacciones sociales de pequeños.[87] Evitar cualquier interacción social se convierte en una profecía autocumplida, con el riesgo de perder los beneficios de relacionarnos con los demás.

Cuando la ansiedad provocada por el estrés se cronifica, puede causar problemas de salud a largo plazo. El estrés crónico afecta al eje hipotalámico-hipofisario-adrenal (HHA), un sistema que coordina la liberación de hormonas, en especial del cortisol.[88] Una función crítica del HHA es contrarrestar *a posteriori* los efectos de la reacción de lucha o huida y devolver el organismo a un estado de reposo y preparación para la siguiente amenaza. Sin embargo, si el HHA se mantiene activo porque aún se percibe la amenaza, aunque no exista ninguna, a largo plazo terminará afectando a la reactividad futura. El HHA se desregula y pierde su capacidad de reaccionar como debe, ya sea por un exceso o por un defecto de reactividad. Esto significa que los niveles de cortisol, la hormona del estrés, fluctúan entre niveles extremos, altos o bajos, lo que produce estados inestables y erráticos que pueden afectar al sistema inmunitario del organismo, incluidos los linfocitos T, las llamadas «células asesinas» que combaten las enfermedades. Cuando el sistema inmune está afectado o es disfuncional, la esperanza de vida se acorta.

Las experiencias a muy temprana edad en entornos estresantes dejan su impronta en el HHA del menor, lo que da lugar a un sistema disfuncional que no está lo bastante preparado para afrontar el estrés futuro.[89] El estrés maternal también puede transmitirse al feto. Por ejemplo, se observó que las mujeres que presenciaron el atentado del 11-S en el World Trade Center de Nueva York estando embarazadas, y que por ello desarrollaron un trastorno de estrés postraumático, presentaban unos niveles más bajos de cortisol en reposo, lo que indica una reacción disfuncional del HHA.[90] Esta anomalía también se observó en sus hijos, en aquel momento fetos en el tercer trimestre del período de gestación, cuando el sistema inmunitario en desarrollo es más sensible. Por tanto, las experiencias estresantes tempranas se nos quedan grabadas.

El estrés también interfiere en la toma de decisiones. En su libro *Pensar rápido, pensar despacio*, el psicólogo Daniel Kahneman, galardonado con el premio Nobel, distingue entre el sistema 1 (el emocional e intuitivo) y el sistema 2 (el racional y analítico).[91] El sistema 1 va muy acelerado, mientras que el sistema 2 es más lento y racional. Podemos imaginarlos como el capitán Kirk frente al comandante Spock. El estrés nos empuja hacia el pensamiento más rápido e impulsivo del sistema 1, que hace que nos sintamos presionados para actuar de inmediato; cuando nos vemos amenazadas, las personas reaccionamos de manera emocional, desde la perspectiva del sistema 1.[92] Una mente acelerada es más propensa a la toma de decisiones precipitadas y, por tanto, erróneas; si este modo de pensamiento es el dominante, se produce la ansiedad crónica.

Cuando nuestro estado es el de lucha o huida, tendemos a interpretar que las situaciones son más amenazantes de lo que son en realidad. Cuando los ánimos están encendidos experimentamos un subidón de adrenalina, lo que da lugar a reacciones desproporcionadas y a enfrentamientos. La agresividad al volante es un buen ejemplo. Según la Asociación Estadounidense del Automóvil (AAA, por sus siglas en inglés), ocho de cada diez conductores admiten haber conducido de forma agresiva (por ejemplo, pisando los talones al coche de delante o cambiando de carril para impedir el paso a otro), y en mayor medida los hombres que las mujeres.[93] En Estados Unidos, más de un tercio (35 por ciento) de los hombres y una cuarta parte de las mujeres (28 por ciento) afirman haber hecho una peineta o haber pitado a otro conductor en el 2020. La AAA atribuye esta conducta agresiva al estrés y a la frustración. Si somos objetivos, los episodios de agresividad al volante que han terminado en tragedia parecen nimios, pero estos accidentes se deben a que la misma ira que nos salvó en el pasado, cuando nos enfrentábamos a enemigos de verdad, no está calibrada para lidiar con las pequeñas molestias que conlleva vivir en el mundo moderno. Enseguida reaccionamos de forma exagerada, y, una vez desatados, es difícil que la razón tome las riendas.

Si eres de los que se enfadan y se ponen nerviosos —a todos nos pasa—, entonces hay una forma sencilla de desactivar la reacción de lucha o huida. Una técnica es la «respiración cuadrada» que emplean los miembros de los Equipos Tierra, Mar y Aire de la Armada de Estados Unidos (SEAL, por sus siglas en inglés). Para ello, hay que visualizar mentalmente el contorno de un cuadrado y situarse en la esquina inferior izquierda. Se empieza tomando aire por la nariz durante cuatro segundos —«inspirar, 2, 3, 4»—, y, mientras lo haces, te desplazas mentalmente y poco a poco a la esquina superior izquierda. Nota cómo se te hincha el pecho. El siguiente paso es «aguantar, 2, 3, 4»: mientras aguantas las respiración cuatro segundos, recorres el lado superior hasta llegar a la esquina superior derecha. Después toca «soltar, 2, 3, 4»: mientras sueltas el aire por la boca, te desplazas hacia la esquina inferior derecha. Nota cómo se te deshincha el pecho. Una vez en la esquina inferior derecha, completa el cuadrado con el siguiente paso: «esperar, 2, 3, 4», cuando habrás de descansar y no respirar mientras vuelves por el lado inferior a la esquina inicial para empezar de nuevo el circuito cuadrado.

Esta técnica ayuda a controlar la respiración. Activa la segunda parte del sistema nervioso autónomo, la llamada reacción *parasimpática*, que contrarresta la actividad simpática de la reacción de lucha o huida. Este proceso de «reposo y digestión» devuelve la frecuencia cardíaca a su ritmo normal, disminuye la presión arterial y relaja los músculos. La mezcla de la respiración controlada, la atención a los movimientos del pecho, la visualización del cuadrado y el desplazamiento mental de un lado a otro sirve para distraer la atención de lo que esté provocando la reacción de lucha o huida. Una vez controlada la reacción simpática, podemos atajar el estrés mediante el razonamiento del sistema 2 para racionalizar la situación.

Es bien sabido que el estrés es un factor que contribuye a la enfermedad, y hay abundantes pruebas de que las relaciones sociales reducen el estrés. Los mecanismos por los cuales las relaciones sociales reducen el estrés funcionan de varias maneras. En primer lugar, las personas que se sienten vinculadas a otras están más motivadas para adoptar una conducta más autorreguladora, como el cuidado personal y las visitas preventivas al médico.[94] Los amigos y los seres queridos pueden animarnos a llevar una vida más sana perdiendo peso, haciendo ejercicio, durmiendo más y medicándonos. Por ejemplo, los adolescentes son mucho más propensos a ser físicamente activos si sus amigos lo son.[95] Por último, cuando nos sentimos conectados con los demás, no nos sentimos aislados y vulnerables, por lo que las amenazas percibidas disminuyen y se vuelven más tolerables. Incluso podemos hablar de nuestros problemas y adoptar una mejor perspectiva con un poco de ayuda de nuestros amigos.

Ayudar a los demás

A lo largo de esta lección he expuesto que, en cuanto animales sociales, prosperamos en grupo y languidecemos si estamos aislados. Recomiendo que, para recorrer mejor el camino a la felicidad, seamos menos egocéntricos y nos centremos más en los demás. Una forma de hacerlo es ser generosos. A pesar del desafío que supuso la pandemia mundial, la cual hizo que las finanzas se resintieran, más de la mitad de los ciudadanos británicos donaron un total de 11 300 millones de libras a organizaciones benéficas en el 2020, el 10 por ciento más que el año anterior.[96] Se dio un patrón parecido en Estados Unidos, donde en el 2020 se batió el récord de donaciones benéficas, con una cifra estimada de 471 000 millones de dólares.[97] Incluso en un momento en el que aparentemente convenía ser egoísta, muchos se mostraron altruistas. ¿Por qué ocurrió tal cosa?

Hay otros animales que suelen ayudarse unos a otros cuando existe algún parentesco genético entre ellos[98] o el apoyo es recíproco.[99] Ambos motivos, conocidos como «selección de parentesco» y «altruismo recíproco» respectivamente, son estrategias que hemos desarrollado para la supervivencia de los genes que heredamos. La selección de parentesco resulta lógica desde un punto de vista evolutivo: aunque ayudar a los demás puede suponer un coste o una desventaja para uno mismo, si estamos emparentados con la otra persona a la que estamos ayudando, significa que ambos tenemos en parte los mismos genes, incluidos los que nos hacen propensos a ayudar, por lo que estamos contribuyendo a la supervivencia de esas cadenas comunes de código biológico.

De primeras, el altruismo recíproco parece más difícil de entender, ya que no implica ningún beneficio genético evidente. Un extraño ejemplo de altruismo recíproco es el del vampiro murciélago de América del Sur. Si a un murciélago no le ha ido bien la caza nocturna, otros murciélagos regurgitarán parte de la sangre ingerida para alimentar a su hambriento compañero de nido, pero solo si pueden confiar en que este les devolverá el favor.[100] Los murciélagos que hayan renegado antes de estos pactos de sangre adquieren fama de egoístas, por lo que, si en algún momento pasan hambre, serán ignorados. Dada la imprevisibilidad de las comidas, el altruismo recíproco es una estrategia para que los individuos puedan superar las época de vacas flacas. Si el día de caza les ha ido muy bien, compartir el alimento con otros menos afortunados supone un préstamo cuya devolución se cobrarán cuando no les vaya tan bien.

El comportamiento auxiliador humano también parece obedecer a la selección de parentesco y al altruismo recíproco; sin embargo, se observa una diferencia respecto a otros animales: nuestra voluntad de ayudar aunque no existan lazos familiares ni expectativas de obtener algo a cambio. A primera vista, puede parecer que esto no tiene ningún sentido desde un punto de vista evolutivo, pero en realidad sí lo tiene. Ser amables no solo beneficia a los demás, sino también a nosotros mismos. La generosidad puede ser una señal de virtud, lo que mejora nuestra reputación. Se trata de un fenómeno observado en muchas culturas diferentes para elevar el estatus social del individuo. Por ejemplo, en las donaciones benéficas por internet influye la visibilidad de lo aportado por anteriores donantes, sobre todo en el caso de los hombres cuando quien recauda fondos es una mujer atractiva.[101] Cuanto mayor es la donación media, más donan los demás. Mediante estas señales mostramos lo amables y atentos que somos, características que pueden elevar nuestra posición social. En lo que respecta a los actos altruistas, las personas compiten para ser consideradas las más generosas.

La señalización puede explicar algunos actos de altruismo, pero no las donaciones anónimas. Cuando se les entrega una determinada cantidad de dinero sin condiciones, el 60 por ciento de las personas donan alrededor de la quinta parte a un beneficiario anónimo cuando se les pide que hagan un donativo.[102] ¿A qué se debe? Parte de la respuesta tiene que ver con la conducta normativa. Incluso en las situaciones anónimas, tendemos a adecuarnos a lo que pensamos que harían los demás en esa misma situación. Cuando nos vemos involucrados en una donación benéfica, nos inclinamos a cumplir con lo que pensamos que se espera de nosotros, mientras que somos reacios a quitarle dinero a otra persona aunque nos digan que no pasa nada por hacerlo.[103]

Con todas estas explicaciones alternativas sobre los actos de amabilidad, ¿acaso queda una sola gota de auténtica bondad humana? ¿Somos alguna vez verdaderamente altruistas? Es una interesante pregunta moral. Incluso hay un episodio de la popular telecomedia *Friends* que toca este asunto, cuando Joey le dice a Phoebe que su voluntad de dar a luz los hijos de su hermano es un acto egoísta, porque se siente bien al ayudar a un pariente.[104] Joey dice: «Fue un detalle por tu parte, pero hizo que te sintieras muy bien, por lo que fue algo egoísta», y después la reta a pensar en un acto verdaderamente desinteresado que no implique sentirse bien con uno mismo. Phoebe está desconcertada: hasta el acto más desinteresado puede calificarse de egoísta si nos hace sentir bien. El resto del episodio se centra en los intentos de Phoebe por encontrar ejemplos de actos desinteresados que desmientan a Joey, con un efecto muy cómico.

La bondad incondicional parece el más desinteresado de los actos, pero, en realidad, es una forma de estimular nuestra propia felicidad. Por ejemplo, los que no solemos ser generosos podríamos pensar que es mejor gastarnos el dinero en nosotros mismos que en los demás. Podríamos recurrir a la terapia de irnos de compras para sentirnos mejor, pero es una estrategia equivocada. En uno de los estudios más famosos de la psicología positiva,[105] Elizabeth Dunn y su equipo entregaron a unos sujetos unos sobres que contenían 5 o 20 dólares, con la instrucción de que antes de que acabara el día tenían que gastárselos en sí mismos o en otra persona. Cuando se evaluaron los indicadores de felicidad, y contrariamente a la predicción de que seremos más felices si nos gastamos el dinero en nosotros mismos, los que gastaron el dinero en un desconocido, invitándolo, por ejemplo, a un café mientras esperaba en la cola del Starbucks, se sentían mucho más felices. La cantidad de dinero no importaba, sino que era el acto de darlo lo que producía la sensación de felicidad. Esto es lo que los economistas llaman el «cálido resplandor» de dar a los demás: un factor de bienestar relacionado con el hecho de saber que hemos ayudado a otras personas.[106] Este vínculo entre la generosidad incondicional y la felicidad personal se ha constatado en un estudio con doscientas mil personas de 136 países.[107] Incluso en países pobres como Uganda, donde 5 dólares suponen una cantidad nada desdeñable, se observó el mismo aumento de la felicidad cuando se indicaba a los participantes que se gastaran el dinero en los demás.

Abraham Lincoln dijo en cierta ocasión: «Cuando hago el bien, me siento bien, y cuando hago el mal, me siento mal. Y esa es mi religión». Hay algo intrínsecamente gratificante en los actos de bondad. Ser buenos nos hace sentir bien. La generosidad activa dos regiones cerebrales.[108] La primera, situada en las profundidades del cerebro, detrás de las orejas, se conoce como *estriado ventral* y es el llamado «centro de recompensa», donde se genera el factor de la buena sensación. La segunda, la *unión temporoparietal*, situada más arriba y hacia la parte posterior de la cabeza, nos permite identificarnos con otras personas. A medida que aumenta la generosidad, también lo hace la actividad entre estas dos regiones y los autoinformes de felicidad. En nuestro cerebro nos formamos representaciones (patrones de actividad neuronal) de nosotros mismos y, aparte, de los demás. Cuando ayudamos a los otros, crece en el cerebro la representación de nuestro autoconcepto como persona unida a las demás, y, después, se refuerza esta asociación con una recompensa emocional.

Por tanto, cuando ayudamos a alguien, nos estamos recompensando con felicidad. Siguiendo esta lógica, podríamos estar de acuerdo con Joey, de *Friends*, y afirmar que nunca puede haber un acto verdaderamente desinteresado. Pero si ambas partes se benefician, ¿qué hay de malo?

Si queremos estimular nuestra felicidad, probemos con un pequeño acto de amabilidad incondicional. Es mejor cuando la amabilidad es espontánea y anónima. De lo contrario, tendemos a racionalizarlo y pierde sus efectos sobre nuestra felicidad. En un estudio[109] se entregó a sesenta participantes una tarjeta de dos juegos distintos, todas con una moneda de un dólar pegada con cinta adhesiva y el mensaje:

> ¡Esto es para ti! [De la] Asociación de las Sonrisas, una alianza estudiantil/comunitaria laica. ¡Nos gusta fomentar los actos de bondad al azar! ¡Que tengas un buen día!

Un juego contenía la misma información, pero además incluía las preguntas: «¿Quiénes somos?» y «¿Por qué hacemos esto?», que aportaban un contexto explicativo respecto a por qué se estaba regalando el dinero (fig. 2.1).

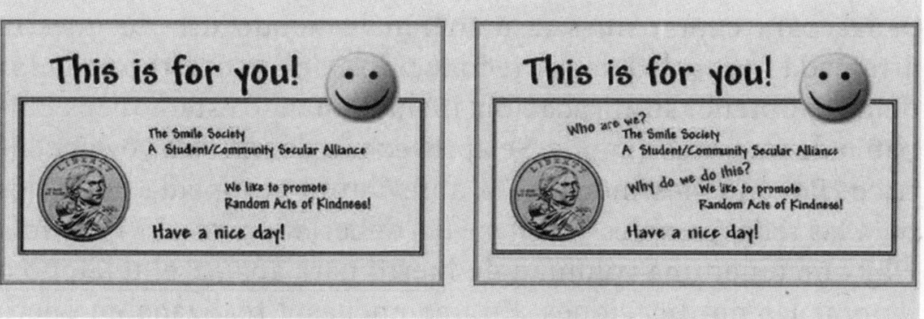

Fig. 2.1. La adición de preguntas retóricas elimina la incertidumbre.

Al cabo de veinte minutos, las personas a las que les tocó la tarjeta con explicaciones se mostraron menos curiosas y felices que aquellas a las que les había tocado la tarjeta de la izquierda. Cuando el regalo era inesperado y carecía de explicaciones, tenía un mayor efecto positivo sobre la felicidad. De modo que, si quieres generar la mayor felicidad, la que te proporcione el resplandor más cálido, lleva a cabo actos incondicionales de bondad con un poco de misterio añadido, pero sin esperar nada a cambio.

El exceso de redes sociales está haciendo infelices a los niños

Si podemos ser más felices tendiendo la mano a los demás y siendo amables con ellos, entonces deberíamos encontrarnos en una época de expansión de la felicidad a través de las nuevas oportunidades que nos brindan las tecnologías digitales. Nunca en la historia de la civilización un individuo había tenido la oportunidad de conectar con tantas personas. Cualquiera que tenga un *smartphone* puede dirigirse al mundo entero de forma relativamente barata y sencilla. Las redes sociales ofrecen una interacción continua, con independencia del momento del día o la ubicación geográfica, por lo que surgen infinitas oportunidades para ser más alocéntricos.

Sin embargo, desde su llegada, las redes sociales se han convertido en el flagelo del bienestar psicológico, y sus detractores denuncian sus efectos negativos en la sociedad. Parecen haberse apoderado de la actividad humana. Las redes sociales están diseñadas para captar nuestra atención haciendo uso de nuestra arraigada necesidad de ser reconocidos, de conectarnos con los demás y obtener su aprobación, incluso cuando estamos en compañía de nuestros amigos. Se aprovechan de nuestro yo egocéntrico. Por muchos motivos, la abreviatura apropiada en inglés para las redes sociales (*social media*) debería ser «*so me*» (muy mí). Hay que tener una voluntad de hierro para apagar el teléfono o ignorar las notificaciones. En una encuesta realizada en enero del 2023, se calculó que el 59 por ciento de la población mundial utiliza las redes sociales, con un uso medio diario de dos horas y treinta y tres minutos.[110] ¡Y eso es solo la media!

Cada vez que surge una nueva tecnología transformadora y es adoptada por la mayoría de la gente, una reacción típica es la del fenómeno del «tecnopánico», es decir, un intenso temor a los posibles efectos negativos de esas tecnologías sobre la sociedad, y en particular sobre los jóvenes.[111] Incluso a Sócrates le preocupaban los efectos de la escritura sobre los estudiantes, al temer que perdieran la capacidad de razonamiento y la memoria, y desde entonces ha habido tecnopánico a la imprenta, la radio, el cine, las revistas, la televisión y, más recientemente, internet y, por supuesto, las redes sociales. Pero, desde su llegada, numerosos estudios han demostrado que existe una relación entre el uso de las redes sociales y un escaso bienestar psicológico. Cada vez hay más pruebas de que esta tecnología está haciendo infelices a las personas.

El psicólogo Leon Festinger dijo que el ser humano se siente impulsado a la comparación social para poder desarrollar un sentido del yo.[112] Prácticamente todo el mundo cae en la comparación social alguna vez, pero, aunque esa comparación puede ser automática e inintencionada, el grado varía de una persona a otra. Las que están demasiado orientadas a lo social tienden al apego inseguro y al uso intensivo de las redes sociales. Y esto es una desgracia, porque es la actividad que los hace más infelices. En un estudio, los sujetos con puntuaciones más altas en comparación social se sentían peor consigo mismos y más molestos al ver la página de Facebook de un amigo del mismo instituto y de la misma edad y sexo.[113] Como dijo en broma Gore Vidal: «Cada vez que un amigo tiene éxito, yo muero un poco». La envidia es una emoción tóxica que mina nuestra felicidad.

Intencionadamente o no, las redes sociales animan a la gente a publicar sus perfiles, experiencias y selfis más favorecedores con la esperanza de cosechar elogios y elevar su posición social. Pero si todo el mundo publica la mejor versión posible de sí mismo o destaca algo que los demás admiran, esto da lugar a una carrera armamentista de popularidad. Publicar solo los mejores momentos genera representaciones poco realistas de las personas y de sus vidas. Si en las redes sociales todo el mundo parece tener una vida mejor, cualquiera sentirá que no da la talla en alguna dimensión: aspecto físico, amigos, oportunidades, trabajo, riqueza, relaciones, etcétera.

Luego hay otros aspectos más insidiosos de las redes sociales que —de forma directa o indirecta— son socialmente agresivos. En internet, la gente se comporta mal con otros como nunca se les ocurriría hacer en persona. La impersonalidad, la inmediatez y la brevedad de las comunicaciones en las redes sociales propicia la malinterpretación o la insensibilidad a la reacción de los demás. Las redes sociales polarizan los debates, lo que dificulta ocupar el terreno común o buscar puntos de acuerdo. Después, por supuesto, pueden ignorarte o, peor aún, bloquearte. Ser ignorados o excluidos en las redes sociales puede ser más molesto que en la vida real, porque pensamos que estamos expuestos a más gente: al mundo entero. Al igual que el ostracismo inducido por Cyberball, cuando nos excluyen en internet nos sentimos abatidos.

El impacto de las redes sociales sobre la salud mental suscita mucha controversia, porque, en general, los efectos negativos sobre el total de la población pueden ser menores o insignificantes.[114] Sin embargo, los datos ponen de manifiesto que los adolescentes son los más vulnerables a su influencia nociva.[115] Al igual que los efectos del aislamiento social, hay períodos sensibles en el desarrollo de los jóvenes en los que el uso de las redes sociales tiene un mayor impacto negativo. En un reciente y amplio estudio[116] se utilizó un indicador de felicidad con más de ochenta mil participantes del Reino Unido de entre diez y ochenta años, y se determinó que la relación más negativa con las redes sociales se daba en el grupo de los adolescentes, con más de diecisiete mil usuarios. Dentro de este grupo, las chicas presentaban la asociación más negativa con el uso de las redes sociales, porque empiezan a utilizarlas en la pubertad (entre los once y los trece años), mientras que los chicos lo hacen unos años después (entre los catorce y los quince). Tanto los varones como las mujeres volvían a tener un pico negativo a los diecinueve años. En todas las franjas de edad, los que más insatisfechos estaban con la vida eran los que habían aumentado su uso de las redes sociales. Este estudio demuestra que las personas más vulnerables, por atravesar un momento de su vida en el que el estatus social se considera de vital importancia, son las más propensas a experimentar los efectos negativos de las redes sociales.

Cualquier actividad que corrompa la dependencia y el apoyo sociales que son fruto de la evolución y que necesitamos para prosperar supone un riesgo. Nuestro cerebro no está adaptado para este entorno tan cambiante, que puede aislarnos si lo utilizamos de forma imprudente. A la mayoría no nos ocurrirá nada malo en este nuevo mundo artificial, pero ahora que empiezan a evidenciarse los efectos de las redes sociales, hemos de reconocer que representan un verdadero problema para las personas vulnerables. Ya no hay vuelta atrás, pero espero que la vida digital acabe acompañándose de las debidas advertencias y directrices sanitarias, como ocurre con otros hábitos que ponen en riesgo el bienestar.

Cualquier tecnología que nos empuje a ser más egocéntricos es motivo de preocupación. Las redes sociales son como el fuego: se pueden utilizar para el bien, para comunicarnos con los demás, pero también pueden ser destructivas si dirigen nuestra atención hacia nosotros mismos. Pueden ser una fuente de infelicidad cuando sobrevaloramos las opiniones de los demás y basamos nuestro sentido de la valía en la popularidad que tengamos en las redes. Ahí radica el verdadero problema de las redes sociales. A la mayoría nos preocupa nuestra reputación porque queremos sentirnos aceptados y valorados, y que no nos aíslen ni nos dejen solos; por eso las redes sociales son omnipresentes en la vida moderna. Sin embargo, haríamos bien en seguir el consejo del filósofo alemán Arthur Schopenhauer: «Quien concede mucho valor a la opinión de los demás les rinde demasiado honor». El problema de este consejo es que no tiene en cuenta el cerebro social que hemos desarrollado y que, como descubriremos en la siguiente lección, está comparando constantemente.

Ejercicios para la felicidad

- ✓ **Invierte tiempo en cultivar tus relaciones.** Comunícate con alguna persona con la que lleves tiempo sin hablar para reavivar la amistad, o envíale simplemente un mensaje para decirle que has estado pensando en ella.
- ✓ **Como padre o madre, fomenta las relaciones sociales sanas entre tus hijos y sus amigos y compañeros mediante**

actividades estructuradas, como acciones en comunidad, labores de voluntariado, deportes y programas de tutoría. Está bien que los niños tengan intereses solitarios y que dediquen tiempo a las actividades académicas, pero ya lo dice el pareado: «El trabajo sin reposo convierte al niño en un soso».

- ✓ **Practica la respiración cuadrada para calmar la ansiedad.** Es un remedio eficaz para la reacción de lucha o huida mediante la respiración controlada. Fíjate en lo rápido que recuperas el control.
- ✓ **Haz una buena acción al azar.** No tiene por qué ser gran cosa. Basta con que sea un gesto que sorprenda a los demás al recordarles que podemos ser amables los unos con los otros. Intenta centrarte en una acción, ya que es una forma de intensificar la experiencia positiva. O intenta recordar otras veces en que hayas sido amable para reavivar los buenos recuerdos.
- ✓ **Tómate un descanso de las redes sociales.** Prueba a hacerlo un día, y observa cómo te sientes. Si tienes que utilizar las redes sociales, programa un tiempo para ellas, para que no interfieran en el tiempo «real» que pasas con los demás.

LECCIÓN TERCERA: RECHAZA LAS COMPARACIONES NEGATIVAS

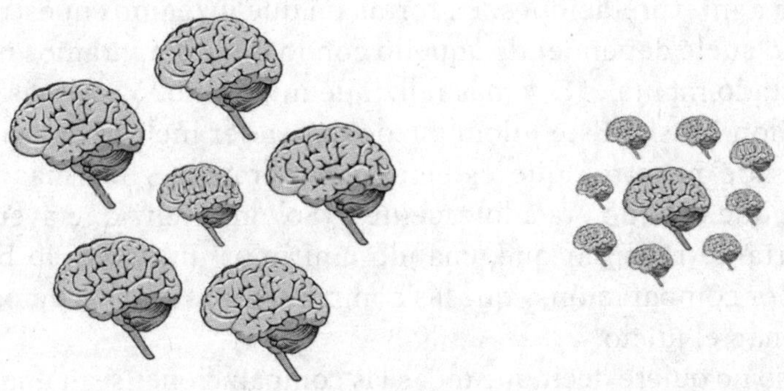

Fíjate en los dos cerebros situados en el centro de cada grupo de arriba, rodeados por los demás cerebros. ¿Te parece que uno es mayor que el otro? Si el cerebro de la derecha te parece mayor que el de la izquierda, entonces estás experimentando la ilusión de Ebbinghaus. En realidad, los dos cerebros tienen exactamente el mismo tamaño. Compruébalo con una regla si tienes dudas. Esta ilusión se debe a que, al estar tan cerca, los cerebros de alrededor distorsionan nuestra percepción, porque automáticamente calculamos una comparación relativa y ajustamos nuestra estimación. Los objetos parecen menores junto a otros más grandes y mayores junto a otros más pequeños.

¿Qué tienen que ver las ilusiones con un libro sobre la felicidad? Las ilusiones son algo más que curiosidades de la mente: nos recuerdan que las cosas no siempre son lo que parecen. No tenemos un contacto directo con la realidad. Nuestra realidad la ensamblamos nosotros, porque rara vez tenemos acceso a toda la información pertinente y solo procesamos lo que percibimos. Es como la antigua parábola de los tres ciegos y el elefante. Cada ciego palpa solo una pequeña parte del enorme animal, por lo que cada uno llega a una conclusión distinta. El ciego que sujeta la trompa cree que se trata de una serpiente gigante; el que le toca el colmillo, que es una lanza; y el que le palpa el costado, que es una pared. Nos ceñimos a nuestras experiencias a la hora de emitir juicios, por eso nuestras verdades son tan subjetivas. Simplemente, no podemos tener la imagen completa.

Como estado mental, la felicidad es totalmente subjetiva y se presta a interpretaciones. La forma en que juzgamos nuestra felicidad suele depender de aquello con lo que comparamos nuestro estado mental. ¿Soy más feliz que mi vecino? ¿Soy más feliz que Elon Musk? Este juicio puede depender incluso de las versiones de nosotros que estemos comparando. ¿Soy más feliz ahora que cuando era adolescente? ¿Soy más feliz que ayer? Es importante recordar que, cuando emitimos un juicio, lo hacemos por comparación, y que las comparaciones que hacemos determinan el juicio.

Eso no quiere decir que todas las comparaciones sean una pérdida de tiempo. Hay verdades objetivas en el mundo que repercuten en lo felices que nos sentimos —nuestro estatus, nuestro salario, nuestras deudas—, pero a la hora de evaluarlas somos subjetivos, sobre todo respecto a su influencia en nuestra vida emocional. Si preguntamos a la gente qué les haría felices, entre los primeros puestos de la lista suelen figurar la riqueza, un buen trabajo, la fama, el sexo, las relaciones amorosas, los lujos y un cuerpo perfecto. Son cosas que las personas anhelan. Algunas de ellas satisfacen antiguas necesidades para la supervivencia; la mayoría son placenteras, mientras que otras establecen un estatus. Se da prioridad a algunos deseos frente a otros, pero todos tienen un defecto fundamental: no nos hacen tan felices como suponíamos. Esta es una de las principales afirmaciones del movimiento de la psicología positiva, a saber, que muchos de los objetivos que perseguimos, como la riqueza material y la fama, no garantizan la felicidad.

¿De verdad pueden las personas equivocarse tanto en sus juicios? En general, nuestro cerebro es muy eficiente, y nos es muy útil para interpretar el mundo y procurarnos información valiosa. Sin embargo, el cerebro humano tiene una serie de características incorporadas que pueden generar distorsiones. Es lo que mis colegas y yo llamamos «*bugs* mentales».[117] No son necesariamente fallos, ya que evolucionaron para procesar la información con la mayor eficiencia posible, pero sí nos llevan a cometer errores constantes. La ilusión de Ebbinghaus, en la que juzgamos automáticamente el tamaño absoluto mediante comparaciones relativas, es un ejemplo de *bug* mental. Da muestra de cómo el cerebro funciona estableciendo comparaciones constantes, y nos recuerda que nuestro cerebro es uno más en un mar de cerebros comparadores, cada uno de los cuales opera con una visión distorsionada de la realidad. Si nos cuesta adoptar otra perspectiva porque somos demasiado egocéntricos, esas comparaciones se distorsionan aún más. Pero ¿y si nos equivocamos en lo relativo a nuestra propia mente y a las decisiones que creemos que nos harían felices? En esta lección veremos cómo se distorsionan nuestros juicios sobre la felicidad y qué podemos hacer al respecto.

El cerebro comparador

Cada pensamiento, emoción, creencia y deseo que tenemos se reproduce en nuestro cerebro en forma de vastos conjuntos de células nerviosas que disparan señales al unísono para crear la experiencia de la vida mental. Cada obra de teatro, poema, libro, canción, obra maestra, idea brillante o gol de bella factura concebidos por Platón, William Shakespeare, Emily Brontë, Marie Curie, Pelé o cualquier otro genio empezaron siendo ondas de actividad electroquímica que recorrieron en cascada las redes neuronales que componen el cerebro.

Estas células nerviosas, las neuronas, se comunican entre sí mediante impulsos nerviosos o «picos», el lenguaje del cerebro. Lo sorprendente es que la actividad básica de todas las neuronas consiste en hacer comparaciones. Nuestros pensamientos y actos solo se transmiten cuando se ha alcanzado un determinado nivel de comparación. La neurona es en realidad un interruptor que se enciende y apaga en función de si las demás neuronas de la red a las que está conectada envían las suficientes señales para activar el interruptor. Cuando una neurona —llamémosla Ronie, para abreviar— está en reposo, recibe una corriente de señales constantes de las demás neuronas a las que está conectada; viene a ser un mensaje del tipo: «Hola, Ronie: seguimos aquí, vecina», para mantener el contacto. Sin estos recordatorios, las células pierden sus conexiones y mueren. Sin embargo, cuando algún suceso —sea externo o interno— desencadena una reacción neuronal, las neuronas interconectadas entran en acción. Como fichas de dominó dispuestas en fila a punto de caer, el mensaje cae en cascada y va activando las redes neuronales hasta llegar a Ronie. Sin embargo, Ronie no transmitirá el mensaje a la red a la que está conectada mientras la información entrante no alcance un umbral crítico, como se muestra en la figura 3.1.

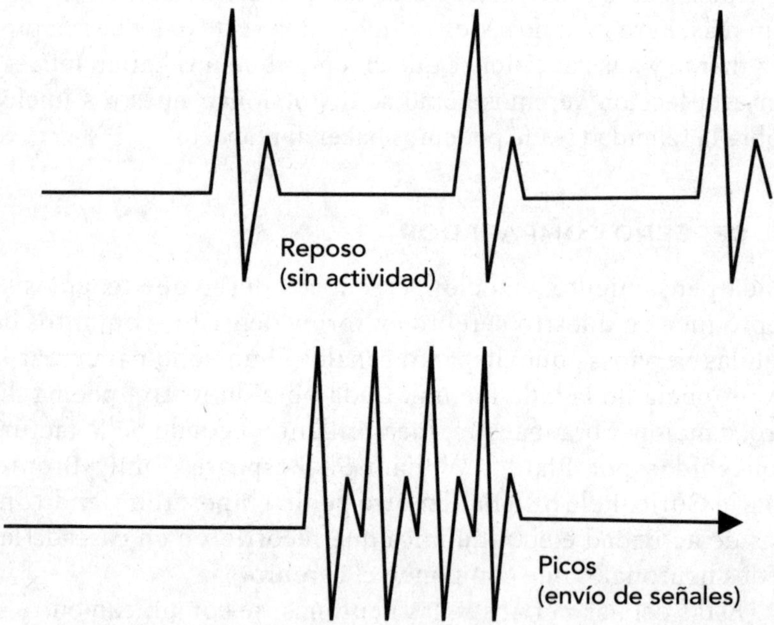

Fig. 3.1. Representación de la actividad neuronal en estado de reposo (arriba) y durante la activación de los picos (abajo).

Cuando está en reposo, la neurona recibe una corriente continua de señales entrantes hasta que una ráfaga de picos de actividad alcanza un determinado umbral, lo que hace que la célula envíe su propia señal a la red a la que está conectada.

Cuando la neurona Ronie responde, lo hace liberando unas sustancias químicas cerebrales llamadas «neurotransmisores» que inician la reacción en cadena de las demás neuronas a las que está conectada. De este modo, los mensajes atraviesan las distintas redes del cerebro que controlan nuestras sensaciones, percepciones, actos, pensamientos y sentimientos; es decir, toda nuestra vida mental.

Una vez que Ronie ha enviado su señal, vuelve al estado de reposo y espera al siguiente momento en que deba entrar en acción. Esta es la forma fundamental en que funciona nuestro cerebro: percibe los cambios en el mundo y reacciona. Compara y contrasta: ¿es la señal entrante la misma o es diferente? Y si es distinta, ¿en qué se diferencia? Es importante percibir cualquier crujido entre los arbustos, u otro sonido repentino, porque puede ser la señal de que hay un depredador agazapado en la maleza, o un intruso en nuestra casa, que exige que actuemos de inmediato. Cuando no se detectan cambios perceptibles, lo más probable es que la situación no suponga una amenaza para la vida.

Si la comparación es el mecanismo básico de los componentes del cerebro, no debería sorprendernos que todo el sistema nervioso funcione del mismo modo. La comida tendrá para nosotros un sabor diferente en función de lo que hayamos comido justo antes. El dolor que sentimos podrá ser más o menos intenso en función de lo que lo haya precedido. De las sensaciones a las percepciones, y de los pensamientos a los actos, establecemos comparaciones constantes para emitir juicios relativos. Lo mismo ocurre con nuestro estatus social. Nuestro cerebro está preparado para compararse constantemente con los demás, y, como aprendimos en la lección anterior, nuestro sentido del yo se establece durante la infancia y depende de nuestras relaciones relativas con las personas de nuestro entorno. Queremos ser aceptados, caer bien y alcanzar cierto estatus, y todo eso depende de cómo nos comparemos con los demás. Estas son las motivaciones universales que guían nuestra conducta y nuestras decisiones en la vida, pero el problema es que las comparaciones que establecemos con otras personas a menudo llegan a las conclusiones erróneas. Veamos por qué.

LAS REGLAS GENERALES

Daniel Kahneman y su difunto colega, el psicólogo Amos Tversky, dedicaron décadas a demostrar que la mente humana emplea atajos y reglas generales para razonar sobre el mundo.[118] Estos atajos, o *heurísticos*, reducen la cantidad de tiempo y esfuerzo necesarios para tomar decisiones, y suelen ser buenas estimaciones del mundo. Por ejemplo, si te pido que pienses en una mascota, es probable que te imagines un perro o un gato. Es menos probable que pienses en un burro, un cerdo o una cabra, y menos aún en una araña o una serpiente. Muchos animales pueden ser mascotas, pero las mascotas más comunes son los gatos y los perros. Aquí, el heurístico funciona para elegir a los miembros más representativos de la categoría de los animales de compañía. En este caso, el heurístico representativo funciona bien. Sin embargo, puede llevarnos por el camino equivocado. Por ejemplo, intenta explicar la siguiente situación hipotética:

> Un hombre y su hijo sufrieron un accidente de tráfico en el que el primero murió y el segundo resultó gravemente herido. El padre fue declarado muerto en el lugar del accidente y su cuerpo trasladado al depósito de cadáveres municipal. El hijo fue trasladado en ambulancia a un hospital cercano e introducido de inmediato en el quirófano. Se llamó a la persona encargada de realizar la operación. Al llegar y ver al paciente, exclamó: «¡Oh, Dios mío, es mi hijo!».

Si eres como ese 40 por ciento que no sabe qué responder, seguramente te estés preguntando cómo es posible que el padre muerto se disponga a operar a su hijo.[119] La explicación evidente es que la operación quirúrgica la va a llevar a cabo la madre, no el padre. Hay cirujanas traumatológicas, pero no son representativas del estereotipo de los cirujanos. Aquí, nuestra regla falla.

Cuando establecemos comparaciones para estimar estados mentales, recurrimos a toda clase de heurísticos, pero pueden ser defectuosos y basarse en estereotipos incorrectos. Todos hemos oído decir que el divorcio es terrible, mientras que tener un bebé es lo más maravilloso que nos puede pasar. Puede ser así para la mayoría de la gente, pero no para todo el mundo. Para algunas personas, el divorcio es una bendición, mientras que tener hijos no siempre es una experiencia maravillosa, pero no son la mayoría, o al menos no es esa la imagen que se suele dar. Esto provoca un sesgo general que nos lleva a suponer que son hechos más o menos invariables (el divorcio siempre es malo) y que tienen un mayor impacto (el divorcio nos deja desamparados) de lo que ocurre en realidad. De este asunto nos ocuparemos en la siguiente lección, cuando hablemos de los hechos negativos.

Otro *bug* mental es el sesgo de disponibilidad: la tendencia a utilizar lo que primero nos viene a la cabeza para establecer comparaciones. Cuando podemos visualizar o imaginar algo enseguida, tendemos a sobrevalorar lo infrecuente y a infravalorar lo común. La gente tiene más miedo a los tiburones y los aviones, por ejemplo, que a las abejas o los coches. Lo cierto es que tanto las abejas como los coches son mucho más peligrosos que los tiburones y los aviones, pero como los accidentes de avión y los ataques de tiburones son tan raros y traumáticos, y por ello suelen ser noticia, es más fácil que nos vengan a la cabeza. He aquí otro ejemplo de *Pensar rápido, pensar despacio*, de Kahneman.[120] ¿Qué palabras crees que son más comunes en inglés, las que empiezan por la letra *k* o las que tienen la *k* en el tercer lugar? Al hacer esta pregunta, inmediatamente nos vienen a la cabeza palabras como *kind*, *kiss*, *kid* o *kick*, por lo que la mayoría de la gente cree que en inglés hay muchas más palabras que empiezan por la letra *k* que palabras donde la *k* ocupa la tercera posición. En realidad, entre las palabras más utilizadas, las que tienen la *k* en tercer lugar son alrededor del doble de las que empiezan con dicha consonante. Sin embargo, como es más fácil pensar en palabras que empiezan con *k* que en las que tienen la *k* en tercer lugar, la mayoría de la gente sobrestima su frecuencia.

En nuestras comparaciones influyen todo tipo de sesgos, como la tendencia a reparar solo en aquello a lo que prestamos atención (*ceguera por falta de atención*), a buscar y destacar las pruebas que confirman nuestras creencias (*sesgo de confirmación*) y a revisar *a posteriori* nuestras predicciones en función de los resultados (*sesgo retrospectivo*). Como vimos en la primera lección, experimentamos nuestra vida mental como un conjunto de relatos, y nos gusta que estos sean coherentes y sólidos. Cambiamos los detalles para que encajen con el relato que queremos elaborar. Desde el punto de vista narrativo, solo prestamos atención a algunos detalles e ignoramos otros, nos basamos en expectativas y hacemos predicciones sobre lo que creemos que ocurrirá basándonos en experiencias anteriores, pero esas experiencias se distorsionan y no se recuerdan bien. Incluso algunos de los acontecimientos más memorables y trascendentales que uno puede vivir, como ganar una medalla olímpica, están distorsionados por los *bugs* mentales y los heurísticos.

La adulación del público

Piensa en lo orgulloso que estarías al subir al podio olímpico y ver como se iza la bandera de tu país ante el clamor del graderío. Todos esos años de entrenamiento, esfuerzo y dedicación dan por fin sus frutos cuando se reconoce tu éxito en el mayor evento deportivo del mundo. Sin embargo, no siempre es un momento feliz para los medallistas. En un influyente estudio sobre los medallistas de las Olimpiadas de Barcelona de 1992, los investigadores observaron que quienes habían ganado la medalla de plata estaban especialmente descontentos con su éxito.[121] Cuando revisaron las imágenes en vídeo de los momentos en que 1) descubrían su lugar en el podio, y 2) participaban en la ceremonia de entrega de las medallas, se constató que, en ambas ocasiones, los medallistas que parecían más contentos eran los que habían alcanzado el primer y el tercer lugar, mientras que los menos satisfechos eran los que habían quedado en segundo lugar, a juzgar por sus sonrisas y su lenguaje corporal. Ocurría sobre todo si los que habían obtenido la medalla de bronce no esperaban entrar en el podio, en comparación con los que ocupaban la segunda posición y habían soñado con ganar el oro. En esta versión real de la ilusión de Ebbinghaus, los medallistas de plata se estaban comparando con los de oro, más exitosos, y pensaban en «lo que pudo haber sido», en vez de compararse con los de bronce. Por el contrario, los medallistas de bronce que no esperaban estar en el podio comparaban su éxito con el de todos los demás competidores que no habían conseguido una medalla.

El medallero olímpico debería darnos una medida objetiva del desempeño deportivo, y, sin embargo, sigue prestándose a variaciones subjetivas de nuestras reacciones. Ahora pensemos en cómo se complica el asunto cuando competimos en otros ámbitos mucho más difíciles de medir, como el éxito en la vida o en las relaciones. A diferencia de los indicadores del desempeño olímpico, como la velocidad, los segundos, los kilos o las distancias, la medida del éxito en la vida es mucho más subjetiva.

Cuando reflexionamos sobre nuestros fracasos y éxitos, ¿con quiénes nos comparamos? En todas las dimensiones imaginables del éxito, hay personas a las que parece irles mejor que a nosotros. Tendemos a compararnos con quienes más se parecen a nosotros, pero, aun así, elegimos nuestras propias comparaciones. ¿Comparamos nuestro éxito sentimental con el de nuestro mejor amigo, pero nuestro éxito profesional con el de nuestro jefe? Rara vez conocemos a fondo la vida de las otras personas, de modo que hacemos conjeturas. El problema es que, si elegimos distintas personas con las que compararnos, al final descubriremos que siempre hay alguien a quien le va mejor. Incluso aquellos a quienes consideramos objetivamente exitosos siempre pueden pensar en otra persona más exitosa con la que compararse. Este es el problema de una perspectiva demasiado egocéntrica. Como somos el centro de atención, nos comparamos con los demás, en lugar de ver las comparaciones relativas que existen entre otras personas. Nos sentiremos incompetentes si nos comparamos con los mejores académicos, deportistas, empresarios, actores, famosos o cualesquiera individuos que destaquen en la cultura o nos vengan enseguida a la cabeza. De lo que no nos daremos cuenta es de que todas las personas de estas categorías también se sentirán incompetentes, en función de las comparaciones que hagan. Además, por supuesto, están todos los problemas que padecen las personas de éxito y que nosotros ignoramos. Nadie tiene una vida perfecta. Lo único que vemos cuando hacemos comparaciones es que alguien ha conseguido más que nosotros en alguna dimensión de la creatividad, las capacidades, el aspecto, la popularidad, etcétera.

Esto no quiere decir que debamos evitar por completo las comparaciones. La competencia puede ser buena para espolearnos y alcanzar nuestro potencial. En uno de los primeros experimentos de la psicología social, publicado en 1898, Norman Triplett, uno de los primeros aficionados al ciclismo, observó que los tiempos en pista eran más rápidos cuando competían unos ciclistas con otros que en las pruebas contrarreloj.[122] Para probar este efecto de la competición en un experimento, Triplett hizo competir a un grupo de niños en un aparato en el que tenían que enrollar cañas para pescar el mayor número posible de peces en un juego que ideó para medir su desempeño. Pues bien, los niños eran más rápidos cuando había otro niño presente que cuando jugaban solos. Este fenómeno se denomina *facilitación social* y no se limita al ser humano, sino que está presente en todo el reino animal. Los animales son más rápidos, comen más deprisa y, por lo general, lo hacen todo mejor cuando hay otros cerca.

La facilitación social mejora el desempeño al proporcionar un contrincante tangible que representa un objetivo que perseguir y batir, pero resulta que la mera presencia de otros ya hace que nos desenvolvamos mejor. Si somos capaces de adoptar la perspectiva alocéntrica, podremos beneficiarnos del esfuerzo del equipo. Quizá nos atribuyamos menos mérito personal por los éxitos, pero esto se ve compensado por la ventaja de no ser los únicos responsables de los fallos. La dinámica del desempeño en solitario frente a la colectiva es compleja, como sabe cualquier buen entrenador. Para que la facilitación social funcione, es necesario que nos sintamos competentes y confiados, porque el público puede perjudicar nuestro desempeño debido a un fenómeno conocido como *asfixia*.[123] Esto ocurre cuando nos dominan los nervios; en tales situaciones, la ansiedad por nuestro desempeño resulta contraproducente. Se trata, otra vez, de nuestra desproporcionada reacción de lucha o huida. Cuando se pita un penalti en la final de la Copa del Mundo de fútbol, no necesariamente es el delantero más hábil el que debe lanzarlo, sino el que no sucumba a la presión.

Al contrario de lo que ocurre con nuestras problemáticas comparaciones con las personas famosas y exitosas, tendemos a ver nuestros atributos personales de forma más positiva cuando nos comparamos con los demás. Dicho de otro modo, nos inclinamos a pensar que somos mejores que los demás, pero no necesariamente que nos vaya mejor. De nuevo aflora el niño egocéntrico que llevamos dentro. En la primera lección señalamos que los preescolares son proclives a exagerar sus atributos porque carecen de la experiencia y la maquinaria mental necesarias para establecer comparaciones más ajustadas a la realidad. De adultos, quizá seamos más modestos, pero la mayoría seguimos exagerando nuestra importancia. La mayoría creemos estar por encima de la media en cuanto a inteligencia, humor, buena presencia, fiabilidad y moral. Estas son solo algunas de las ilusiones positivas que muchos llevamos en la cabeza y que nos mantienen felices.[124] Por supuesto, es estadísticamente imposible que todo el mundo esté por encima de la media.

Para colmo, pensamos que los demás son más parciales en sus opiniones, mientras que nosotros nos consideramos más objetivos: «Creerás que tú estás por encima de la media, ¡pero sé que yo sí lo estoy!». Así es como defendemos nuestro vulnerable ego. Sin embargo, un aspecto en el que nos infravaloramos constantemente es en el de lo afortunados que nos consideramos. El motivo por el que muchos se sienten injustamente tratados es que creen estar en posesión de capacidades superiores a la media que los demás no aprecian ni reconocen. En una encuesta realizada en el 2022 a dos mil trabajadores estadounidenses, el 63 por ciento se sentía poco valorado, y más o menos el mismo porcentaje (59 por ciento) dijo que nunca había tenido un jefe agradecido.[125] Aquí tenemos el yo egocéntrico otra vez. En contadas ocasiones adoptamos un punto de vista objetivo para comparar nuestra suerte con la de otros menos afortunados. Más bien tendemos a subestimar el éxito de los demás o a sentirnos molestos, lo que puede provocar celos y envidia, compañeros habituales de un ego demasiado activo.

Porque yo lo valgo

La riqueza es un aspecto que suele despertar celos y envidias. Para mis alumnos y, sospecho, para gran parte de la población, el dinero es un objetivo importante, pero, sorprendentemente, no es la cantidad real que se gana sino la cantidad relativa lo que determina si somos felices. En 1995 se pidió a 257 docentes y alumnos de Harvard que eligieran entre dos opciones salariales hipotéticas.[126] ¿Preferirían el trabajo A, donde ellos ganarían 50 000 dólares y sus compañeros 25 000, o el trabajo B, donde ellos ganarían 100 000 y sus compañeros 250 000? Más de la mitad de los encuestados (56 por ciento) dijo que preferían el trabajo A, a pesar de que el suelo fuera la mitad que en el trabajo B. Dista mucho de ser la inmensa mayoría, pero es sorprendente que más de la mitad renuncie al valor absoluto en favor de la posición relativa. Lo mismo ocurre con la vivienda. La gente preferiría tener una casa más pequeña con tal de que fuese la mayor de la calle.

Robert Frank llama a este sesgo hacia la posición relativa «elegir el estanque correcto», en un libro así titulado, porque pensamos que es mejor ser una rana grande en un estanque pequeño que una rana pequeña en un estanque grande.[127] El problema de esa estrategia es cómo calcular el tamaño del estanque. Se nos da fatal hacer estimaciones sobre el modo en que nos comparamos con los demás. La mayoría de la gente cree que no es suficientemente valorada. Una encuesta realizada a más de 71 000 empleados de una gran empresa de *software* reveló que dos tercios (64 por ciento) pensaban que estaban mal pagados, a pesar de que cobraban un salario ajustado al mercado.[128] De quienes percibían un salario superior al del mercado, solo una quinta parte (21 por ciento) reconocía tener un buen sueldo. Estas discrepancias conducen a un segundo problema: los que pensaban que recibían un salario por debajo del que merecían no estaban contentos con su trabajo y era más probable que buscaran otro. Lo interesante es que gran parte de este resquemor puede desaparecer si se hace pública la retribución real que percibe cada uno. Esto indica que lo que damos por supuesto influye más en nuestra desafección que la realidad, porque estamos muy equivocados respecto a cuánto cobran los demás.

Si nuestras comparaciones son la base de nuestra felicidad, cabe suponer que nuestras circunstancias influirán en nuestra percepción. Esto nos lleva a predecir que seremos más felices si hay menos discrepancias entre los que más tienen y los que menos. Está demostrado que el desempleo afecta de forma general a nuestro bienestar, pero depende de si vivimos en una zona con altos índices de paro. Si nos fijamos en los niveles de bienestar y estatus económico de toda Inglaterra, organizados por códigos postales, los más infelices son los parados que viven en zonas con tasas de empleo altas.[129] Si a todo el mundo de nuestro alrededor le va bien, eso nos hace sentir incompetentes. Sin embargo, si estamos en paro y vivimos en una zona donde el desempleo es la norma, tendremos un mayor bienestar mental, porque, si todos los demás están en la misma situación que nosotros, no hay necesidad de sentir que estamos relativamente peor. Lo sorprendente, sin embargo, es que también tendemos a sentirnos mejor que quienes tienen trabajo y viven en una zona con altos índices de paro. ¿A qué podría deberse? Contrariamente a lo que cabe suponer, tener trabajo cuando todos a nuestro alrededor están en paro no nos hace sentir mejor. Puede que seamos egocéntricos, pero seguimos queriendo ser aceptados aun cuando nos va relativamente mejor. Con quién nos comparamos también explica por qué los desempleados experimentan un aumento sustancial de la felicidad cuando alcanzan la edad de jubilación, aunque su nivel de vida objetivo no haya cambiado.[130] La razón es que dejar de trabajar ya no supone vulnerar la norma social relativa al empleo; la satisfacción aumenta porque la mayoría de la gente de nuestra edad está en la misma situación.

De fiesta

¿Quién va a más fiestas, tú o los demás? Si eres como la mayoría de la gente, responderás que no vas a tantas fiestas como otras personas. Este es otro punto ciego en nuestro autoconcepto a la hora de compararnos con los demás en lo que a una vida social rica se refiere. La mayoría nos sentimos relativamente solos, lo que, como hemos visto, es una circunstancia social que puede ser muy poco saludable. En el 2022, solo el 20 por ciento, una de cada cinco personas, dijo que nunca se sentía sola, según la Oficina Nacional de Estadísticas del Reino Unido.[131] Aunque, en efecto, el aislamiento social predice una vulnerabilidad a las enfermedades, es importante saber que lo mismo ocurre con la *soledad percibida*. Podemos ser muy populares y contar con una amplia red de relaciones sociales, y aun así sentirnos solos, lo que tiene consecuencias negativas para nuestra salud mental y física. Las estimaciones de nuestra soledad pueden estar distorsionadas debido a las comparaciones poco realistas que establecemos con los demás. En un estudio se formuló a un grupo de participantes la pregunta acerca de las fiestas junto con otras relacionadas con las cenas fuera de casa, los amigos, la amplitud de la red de relaciones sociales y la frecuencia de las interacciones con la familia.[132] De media, los encuestados pensaban que iban a menos fiestas, cenaban menos fuera de casa, tenían menos amigos y formaban parte de redes de relaciones sociales menos amplias que otras personas.

Cuando a la gente se le pide que establezca una comparación sobre un concepto bastante vago, piensa en la noción de persona social que tiene más a mano. Se trata otra vez del problema de los tiburones. Se imaginan a un fiestero, quizá a uno de esos famosos de la alta sociedad que alardean de lo grandes que son sus círculos sociales. En esa comparación, la mayoría vamos a parecer relativamente poco sociables. Esto genera un problema de «anclaje», porque hacemos una comparación errónea al vincular nuestra estimación al primer modelo que nos viene a la mente, lo que es muy poco realista.

El «anclaje» es un conocido *bug* mental del razonamiento humano que surge de las comparaciones. Cuando la gente intenta hacer estimaciones o predicciones, empieza con algún valor inicial o punto de partida y, a partir de ahí, hace los ajustes que considera oportunos. Por ejemplo, si le pedimos a una persona que haga una rápida operación mental, los números de partida influirán en su estimación. Si empezamos con la siguiente ecuación: 8 × 7 × 6 × 5 × 4 × 3 × 2 × 1 =?, el valor medio que la gente estima para el producto es 2250; en cambio, si se le presenta el mismo problema a la inversa, es decir: 1 × 2 × 3 × 4 × 5 × 6 × 7 × 8 =?, pensará que la respuesta es solo 512. Por supuesto, se trata de la misma ecuación, y, de hecho, ambas respuestas son erróneas: la cifra correcta es muy superior: 40 320. Esta diferencia se debe a que, en el primer caso, el valor inicial ancla la estimación en 8 × 7, números más altos que conducen a una predicción más elevada que en el segundo caso, que parte de 1 × 2.

El anclaje es la razón por la que la mayoría de la gente opta por un vino de precio medio en los restaurantes. El vino elegido depende de cuál sea el más caro de la carta. Y, cuando queremos comprar algo, lo más probable es que nos decantemos por un artículo cuyo precio de venta al público recomendado (PVPR) suponga una ganga mayor, aunque esta rebaja sea una simple maniobra de anclaje. Por ejemplo: el PVPR es solo un precio recomendado, de modo que, cuando el comerciante muestra un precio inferior al PVPR, el cliente da por hecho que se trata de una oferta. Si, por otra parte, en las transacciones suele haber un regateo, como en la compra de un coche, los comerciantes mostrarán precios por encima del PVPR para que, cuando se negocie el precio a la baja, el cliente crea que ha conseguido una ganga. Una vez más, la conclusión es que nuestras interpretaciones basadas en la comparación están plagadas de sesgos subjetivos, y esto tiene importantes repercusiones para la evaluación de nuestra felicidad.

Si el anclaje enturbia nuestras comparaciones a la hora de juzgar nuestra vida social, lo que a su vez nos lleva a infravalorar nuestras actividades, entonces deberíamos poder modificar nuestra valoración cambiando el anclaje. Para comprobar esto, en un estudio de seguimiento de la encuesta sobre las fiestas, se solicitó a unos participantes que se compararan con quienes llevaban una vida social especialmente animada, mientras que a otros se les pidió que se compararan con quienes tuviesen una vida social bastante pobre. En estas dos situaciones distintas, aquellas personas a las que se pidió que se imaginaran a alguien fiestero respondieron con las mismas subestimaciones inadecuadas que revelaba el primer estudio. Sin embargo, quienes se compararon con aquellos individuos que se sentían solos mostraron una reducción del sesgo, al suponer que estos últimos tenían una deficiente vida social. En conjunto, ambos resultados indican que, si nos dejan a nuestro aire, comparamos al alza, como los medallistas de plata. De manera natural pensamos en quienes creemos que lo hacen mucho mejor que nosotros, lo que nos hace sentir incompetentes. Sin embargo, cuando nos inducen un punto de vista más alocéntrico, o al menos consciente de quienes están por debajo de nuestra posición social, somos más realistas al ampliar nuestra perspectiva y tener en cuenta a quienes son menos afortunados. Entonces nos parecemos más a los medallistas de bronce, contentos de estar en el podio de la vida.

Estos conocimientos sobre la comparación y los *bugs* mentales del anclaje proporcionan un truco para ser más felices que a la mayoría les resultará familiar. Sentimos gratitud cuando nos damos cuenta de las cosas positivas del mundo y las apreciamos. Podemos estar agradecidos a quienes nos han ayudado, o sentirnos afortunados por los placeres cotidianos, o simplemente por estar vivos. Cicerón dijo que la gratitud «no es solo la mayor de las virtudes, sino también la madre de todas las demás». La razón es que la gratitud fomenta la felicidad al centrarse en las cosas positivas de nuestra vida, y no en las negativas. Podemos estar agradecidos a nuestros compañeros, parejas u otras personas especiales de nuestra vida. Cuando estamos agradecidos a otras personas, se refuerzan nuestros lazos sociales y, además, recordamos nuestros logros y nuestro amor propio, porque establecemos las comparaciones sociales apropiadas. A su vez, esta gratitud nos anima a ayudar y apoyar a otras personas. Asimismo, dejamos de sentir celos o envidia, de modo que nuestras comparaciones sociales son más positivas. Cuando pensamos en ser agradecidos, nos vemos obligados a reconocer lo afortunados que somos, lo cual hace que nos comparemos con quienes no corren esa suerte y nos centremos menos en lo que creemos que nos falta. Por último, ser agradecidos nos recuerda que debemos valorar lo que tenemos, lo que contribuye a combatir la «adaptación», otro *bug* mental del que hablaremos a continuación.

La adaptación

Si nuestra amistosa neurona Ronie y su pandilla reciben repetidas señales invariables, acaban por acostumbrarse a ellas. A esto se le llama *adaptación*. La adaptación se explica por varias razones. En primer lugar, es costoso, en términos metabólicos, responder constantemente a una señal repetida, ya que cada impulso nervioso requiere energía. Como señalamos antes, el cerebro consume muchos recursos metabólicos. Aunque represente solo el 2 por ciento del peso corporal total, necesita el 20 por ciento de la energía total que consumimos a diario. En segundo lugar, las señales invariables no son informativas, al ser lo mismo de siempre. Por último, para detectar una nueva señal, es necesario volver al nivel de reposo para registrar cualquier cambio.

La percepción sensorial proporciona buenos ejemplos de adaptación. Si estamos al aire libre un luminoso día veraniego y después entramos en una habitación a oscuras, no podemos ver nada con claridad. Esto se debe a que los receptores de los ojos se ajustan a los niveles de luz, por lo que, cuando entramos en una habitación a oscuras después de haber estado en un lugar luminoso, tenemos que adaptarnos a unos niveles de luz más bajos para poder ver. Si volvemos a salir, la luminosidad nos cegará, porque nos hemos adaptado a la habitación a oscuras. Pues bien, con las neuronas que codifican las experiencias ocurre lo mismo que con los receptores de los ojos. Nos adaptamos a todo, ya sea a oír la misma pista musical o la misma historia, o a comer lo mismo día tras día. Nuestro cerebro aprende rápidamente a acostumbrarse a las cosas.

El problema es que rara vez tenemos presente hasta qué punto la adaptación nos chafa la felicidad futura. Cuando tenemos hambre y ansiamos calorías, puede que decidamos comprarnos la tarrina extragrande de helado con nueces. Salivamos al pensar en lo deliciosa que estará. Creemos que vamos a disfrutar de esa tarrina de helado hasta que se acabe, pero enseguida nos saciamos y empezamos a hartarnos de ella. Todas las experiencias están sujetas a la adaptación, porque el cerebro registra los cambios en las experiencias, y no los estados estacionarios. Pensemos cómo sería el mundo si nunca nos acostumbráramos a las nuevas experiencias. Nuestro cerebro no tardaría en verse sobrepasado por el aluvión de toda clase de información disonante.

Párate un momento a pensar en tu actual abanico de experiencias. Empieza notando la presión del suelo en las plantas de los pies, o la dureza del asiento en el que reposa tu trasero. ¿Sientes la ropa sobre tu cuerpo? ¿Y la presión de la lengua dentro de la boca? ¿Oyes todos esos ruidos externos? ¿Qué hueles?

Cuando cobramos consciencia de todas las posibles experiencias sensoriales en las que normalmente no reparamos, nos damos cuenta de que hay muchas cosas a las que nos hemos acostumbrado. Y eso solo son los mensajes sensoriales que llegan al cerebro. Imagina ahora lo llena que estaría la mente si tuviéramos que añadir todos los pensamientos del día, los quehaceres y otros mensajes mentales que necesitan cierta atención. Ese estado de sobrecarga informativa es literalmente una «consciencia plena», pero no en el sentido agradable y meditativo que propugna la psicología (*mindfulness*), sino en el de un exceso de contenido. Como es evidente, no conviene prestar atención a todo a la vez, ya que nos agotaríamos enseguida y seríamos incapaces de hacer nada. Normalmente afrontamos esa posible sobrecarga de información sensorial y mental mediante procesos de adaptación y atención, pero es aquello a lo que decidimos prestar atención lo que determina nuestra felicidad. Volveremos a hablar de la consciencia plena, la atención y la forma de combatir los pensamientos negativos intrusivos en la quinta lección.

Si deseas obtener la máxima felicidad de un acontecimiento o experiencia, utiliza la consciencia plena para centrar tu atención e intensificar lo positivo. El llamado «saboreo» es una técnica de la psicología positiva para disfrutar al máximo de nuestras experiencias placenteras. A menudo vamos con tanta prisa que no nos damos cuenta de los placeres conocidos a los que el cerebro se ha adaptado y de los que, por tanto, ya no disfrutamos. La comida es un buen ejemplo. Para recuperar el placer de comer, tómate un poco de tiempo para saborear de verdad la experiencia y centrar tu atención en los pequeños detalles, como el sabor y la textura. Haz que dure lo máximo posible. Come despacio y mastica cada bocado.

Ahí lo tenemos: las operaciones básicas del cerebro, desde las más simples hasta las más complejas, consisten en comparar y adaptarse. Pero como nuestro cerebro está constantemente comparando y adaptándose, nos cuesta mantener la felicidad y enseguida nos acostumbramos a cualquier beneficio emocional que obtengamos. Esto nos lleva a una búsqueda incesante conocida como la «adaptación hedónica», o *hedonic treadmill*,[133] que significa literalmente «cinta de correr hedónica»: es hedónica porque perseguimos el placer, la felicidad, y es como una cinta de correr porque, por mucho que nos afanemos, nunca llegamos a alcanzarla.

Una buena noticia es que la adaptación hedónica funciona en ambos sentidos. En un estudio clásico[134] dirigido por el psicólogo Philip Brickman, que fue quien acuñó el término, los investigadores analizaron la felicidad de ganadores de la lotería y víctimas de accidentes que se habían quedado paralíticas, y se llegó a la conclusión de que a causa de la adaptación estos trascendentales sucesos habían afectado relativamente poco a la felicidad a largo plazo de las personas. Esto nos choca a la mayoría que jugamos a la lotería y tememos quedarnos paralíticos. Probablemente, Brickman subestimó los efectos de ganar la lotería (sí tiende a hacernos más felices, sobre todo si es un dinero que necesitábamos), pero tenía razón en que este tipo de acontecimientos son un factor menos importante para la felicidad a largo plazo de lo que predecimos.[135] Los efectos negativos de la parálisis permanente también son menores de lo que suponemos. Por ejemplo, una encuesta realizada a 231 pacientes con lesiones medulares reveló que la mayoría afirmaba ser feliz la mayor parte del tiempo, y solo el 10 por ciento respondió que era feliz con poca frecuencia o nunca.[136] Los pacientes con discapacidades crónicas afirman que su calidad de vida es considerablemente mejor de lo que en general se estima.[137] ¿A qué se debe esto?

Las predicciones sobre lo que nos hará felices

En el superventas *Tropezar con la felicidad*,[138] Dan Gilbert, también psicólogo social, señala que, aunque solemos acertar respecto a qué nos hará felices (buena comida, trabajo, pareja) en comparación con lo que nos hará infelices (hambre, un trabajo pésimo, separación), cometemos errores garrafales a la hora de predecir cuánta felicidad o infelicidad generarán estos acontecimientos y lo que durará tal estado emocional. Lo llama *predicción afectiva*, que consiste en vaticinar cómo nos sentiremos en el futuro.[139] Se puede pedir a una persona que prediga cómo le afectará cierta situación o acontecimiento vital positivo o negativo y durante cuánto tiempo. Podemos salir a preguntar a la gente que ha experimentado sucesos trascendentales para su vida cuál ha sido su impacto y medir cuánto ha durado. Al margen de la situación, si comparamos la predicción con la experiencia real, normalmente obtenemos una discrepancia entre la predicción y el resultado. La gente sobrestima las consecuencias de un suceso y su duración, sobre todo cuando es negativo, algo de lo que hablaremos más a fondo en la siguiente lección.

En un estudio realizado dos semanas antes de un examen, se planteó lo siguiente a los estudiantes: «Supongamos que obtienes una nota más baja de lo que esperabas. Durante la semana después de conocer la nota, ¿en qué medida estarías feliz?».[140] Los estudiantes calificaron en segundo lugar su grado de felicidad en caso de haber obtenido la nota que esperaban y, por último, una nota mayor a la esperada. El patrón mostró que los alumnos predijeron que estarían felices con una nota que coincidiera con sus expectativas o las superara, pero infelices con una nota inferior a la prevista. Tras el examen y la entrega de las calificaciones, los investigadores descubrieron que, tras recibir su nota, todos los estudiantes alcanzaron los mismos niveles de felicidad, con independencia de si se habían cumplido o no sus expectativas.

Quizá los estudiantes no habían experimentado suficientes fracasos como para hacer predicciones precisas sobre el impacto previsto de los contratiempos. Si es así, cabría pensar que suspender repetidas veces nos prepara mejor para la sensación subsiguiente. Por ejemplo, menos de la mitad de los conductores aprueban el examen al primer intento. Un examen de conducir debería darnos la suficiente experiencia para predecir con exactitud cómo reaccionaremos si suspendemos o aprobamos al siguiente intento. En un estudio sobre malos conductores que suspendían constantemente el examen de conducir, se descubrió que no cambiaba nada entre un intento y otro.[141] Los que suspendían sobrevaloraban el tiempo que les duraría la decepción, pero esta expectativa no cambió con los sucesivos suspensos. El patrón fue exactamente el mismo para los conductores que habían suspendido un solo examen en comparación con los malos conductores que lo habían suspendido más de cuatro veces. No aprendemos fácilmente de la experiencia en lo que respecta a nuestras emociones.

El temor al fracaso es uno de los problemas más acuciantes del sistema educativo actual. Lo veo todo el tiempo con mis alumnos de la universidad, que se ponen tan nerviosos por la posibilidad de suspender que llegan a angustiarse. Por mucho que les diga que el resultado, sea cual sea, no será a largo plazo tan malo como se imaginan, apenas consigo mitigar su ansiedad. Lo más preocupante es que no se trata simplemente del temor a suspender, sino, cada vez más, del deseo de sacar buenas notas, porque consideran que todo lo que esté por debajo de la media de la clase es insuficiente.

Se subestima el suspenso como una importante experiencia de aprendizaje. No solo nos da una lección de humildad, sino que nos dice algo sobre nuestra determinación: sobre nuestra voluntad de no rendirnos. Para demostrar esto en clase, pongo un ejercicio a mis alumnos. Les pregunto: «¿Quién quiere ser un emprendedor?». Normalmente levantan la mano la mayoría, ya que a esa edad muchos quieren hacerse ricos por su cuenta. Después les explico que casi todas las empresas requieren inversión de capital riesgo y que a menudo es necesario vender nuestra propuesta de *start-up* a inversores. A continuación les planteo la siguiente pregunta: «Si eres un inversor y dos personas te presentan sendos planes de empresa igualmente atractivos, ¿cuál elegirías, el de un emprendedor exitoso que nunca ha fracasado, o el de uno que ha fracasado repetidas veces?». La mayoría supone que el emprendedor exitoso será el preferido, porque tiene la experiencia de haber fundado una empresa exitosa, hasta que los estudiantes se enteran de que casi todas las empresas están condenadas al fracaso en los dos primeros años. El emprendedor que nos interesa como inversores es aquel que tenga las agallas y la experiencia necesarias para superar los problemas a los que deberá enfrentarse. Si tenemos la suerte de fundar una *start-up* exitosa, no nos habremos puesto a prueba. Sin embargo, si somos de los que son capaces de sobreponerse al fracaso, sacudirse el polvo e intentarlo de nuevo, habremos demostrado tener la resiliencia necesaria para superar las pelotas con efecto que inevitablemente nos lanzará la vida. Quizá esta experiencia explique por qué los emprendedores que acaban de experimentar un primer fracaso respaldado con capital riesgo suelen ver como su carrera profesional se acelera en sus siguientes trabajos.[142]

Se pueden aprender algunas lecciones positivas del fracaso.

Prueba el siguiente ejercicio: escribe algo en lo que hayas fracasado. Podría ser un examen. Podría ser un negocio. Podría ser una relación. Todos hemos fracasado en algo en algún momento de nuestra vida. En las entrevistas de trabajo, es habitual que nos pidan que hablemos de alguna ocasión en la que hayamos fracasado, porque proporciona información muy reveladora sobre la humildad del candidato, su resistencia y su capacidad de aprendizaje. A continuación, escribe algo bueno que haya derivado de ese fracaso; algo que probablemente no habría ocurrido sin ese fracaso. Deberías ser capaz de encontrar otras oportunidades que surgieron gracias a ese contratiempo. Quizá tomaste un rumbo profesional distinto, o encontraste a tu actual pareja. Este ejercicio nos enseña que podemos superar la adversidad y que el tiempo lo cura todo. También nos da una perspectiva a largo plazo, algo de lo que a menudo carecemos cuando pensamos que nuestro mundo se viene abajo.

El focalismo

¿Por qué no acertamos a predecir el futuro? La adaptación es un importante *bug* mental, pero hay otro menos evidente. De hecho, a menudo no lo detectamos. Te lo demostraré con un poco de control mental (fig. 3.2). Elige la carta que quieras de las que aparecen a continuación; lo creas o no, voy a influir en tu decisión antes de que la tomes. ¿Cuál vas a elegir? Tómate tu tiempo, pero, una vez que te hayas decidido por una carta, concéntrate en ella y grábatela en la cabeza antes de proseguir la lectura.

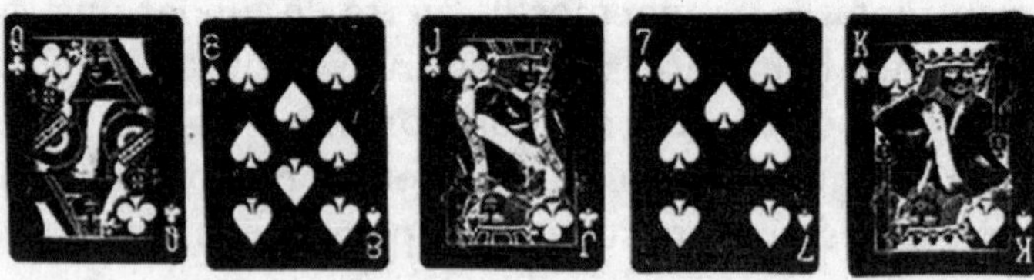

Fig. 3.2. Elige una carta cualquiera.

Aunque creas que has elegido tu carta libremente, en realidad he controlado tu decisión y ahora voy a retirar esa carta. Si observas la figura 3.3, verás que, en efecto, la carta que has elegido ha sido retirada.

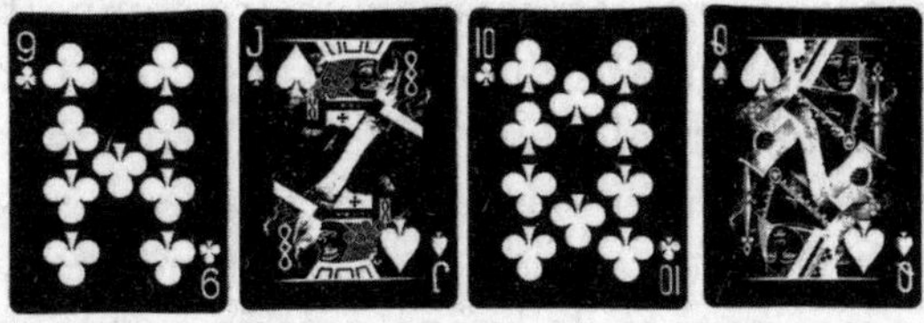

Fig. 3.3. La carta que has elegido se ha retirado por arte de magia. Vuelve atrás para descubrir cómo.

¿Acaso tengo telepatía o soy un Svengali que puede controlar tus procesos mentales? ¡Ojalá! Tras pensarlo un instante —o quizá simplemente fijándote bien—, te darás cuenta de que no solo se ha eliminado tu carta, sino todas las que había.

Es sorprendente cuánta gente pica el anzuelo. La magia se basa en la psicología y en el conocimiento de los límites de nuestros sistemas atencionales. Cuando centramos nuestra atención en algo, dejamos de atender a todo lo demás. Tanto los magos como los carteristas nos manipulan para que nos centremos en una dirección mientras esconden subrepticiamente un conejo o nos roban nuestras pertenencias. Las maniobras de distracción ponen de manifiesto los límites de nuestra atención, pero ni siquiera cuando no nos manipulan a propósito estamos preparados para fijarnos en todo lo que ocurre. Esto nos lleva al llamado *focalismo*, la tendencia a reparar solo en aquello en lo que centramos nuestra atención.

El focalismo es un factor que contribuye a la predicción afectiva. Cuando predecimos cómo afectará un acontecimiento a nuestro yo futuro, nos centramos en ese suceso aislado y no tomamos en consideración todo lo demás que podría cambiar en el futuro y tener sobre nosotros efectos atenuantes.[143] Tal vez imaginemos que una parálisis debe de ser terrible porque nos centramos en todo lo que perdería una persona con discapacidad y nos cuesta concebir cómo podría compensar esa pérdida.[144] El focalismo también nos impide ver las consecuencias imprevistas de un acontecimiento vital importante. Volvamos al ejemplo de la lotería. Sí, ganar la lotería podría acabar con muchos de nuestros problemas financieros, pero vernos de pronto con una gran cantidad de dinero también puede tener consecuencias negativas.[145] Podría, por ejemplo, afectar a nuestro comportamiento, y que empezáramos a tener hábitos poco saludables, como el tabaquismo y el consumo de alcohol. Michael Carroll, ganador de la lotería británica a los diecinueve años, malgastó su fortuna de 9,7 millones de libras en bebida, drogas y burdeles, y acabó divorciado y sin un centavo (la buena noticia es que su mujer se volvió a casar con él una vez que hubo dilapidado su fortuna). Ganar la lotería también puede cambiar a los que nos rodean. En un estudio con neerlandeses que habían sido agraciados con un coche en un sorteo, se descubrió que sus vecinos no quisieron ser menos y fueron más propensos a comprarse un coche nuevo.[146] Competir con los vecinos por el estatus no es precisamente la mejor receta para una vida en armonía. En 1988, William Post ganó 16,2 millones de dólares en la lotería de Pensilvania. Poco después, su hermano intentó contratar a un sicario para que lo matara y él heredase el dinero. No lo logró, pero Post murió dieciocho años después arruinado, con una deuda de un millón de dólares y sobreviviendo con cupones de alimentos. La suya no es la única historia desgraciada por haber ganado una fortuna.[147]

Al centrarnos en un solo aspecto de nuestra vida, dejamos de tener en cuenta todas las demás cosas que contribuyen a la felicidad. Por ejemplo, si formulamos a unos estudiantes las siguientes dos preguntas: «¿Estás contento con tu vida en general?» y, después, «¿Cuántas citas románticas tuviste el mes pasado?», las respuestas no guardarán ninguna relación.[148] Sin embargo, si invertimos el orden de las preguntas y empezamos con la de las citas, sí se observa una fuerte correlación. Los que han tenido más citas se consideran más felices con su vida que los que han tenido menos. Al hacer que el encuestado se centre (y ancle) en un indicador de popularidad, influimos en su posterior evaluación del bienestar. Se observa el mismo efecto cuando se dirige la atención del encuestado a su matrimonio o a su salud. La razón por la que cambian los niveles de felicidad es que las personas no saben lo felices que son en general y, en consecuencia, tienden a centrar su atención en aspectos concretos de su vida.

Cuando las personas consideran el efecto de un solo factor en su felicidad, acostumbran a exagerar su importancia.

LA PERSECUCIÓN

A veces estamos tan empeñados en buscar la felicidad que no nos damos cuenta de que son la búsqueda y las expectativas lo que de verdad nos motiva. Para muchas personas, prever esa recompensa es lo más placentero, sobre todo si se hace esperar. Lo corrobora la teoría clásica del aprendizaje, que demuestra que las recompensas intermitentes producen un aprendizaje más sólido, debido a la naturaleza infrecuente e impredecible del refuerzo.[149] Si siempre consiguiéramos de inmediato lo que queremos, nos adaptaríamos enseguida y perderíamos la motivación. Lo que hace tan potente la previsión de la recompensa es un neurotransmisor, la *dopamina*, conocida en la cultura popular como la sustancia química del placer.

La dopamina actúa en los centros de recompensa del cerebro que generan placer, pero, al contrario de lo que se suele creer, no es la base de la felicidad. La gente habla de los «chutes de dopamina» que proporcionan algunas actividades (por ejemplo, ir de compras o recibir elogios a través de la validación social en las redes sociales), como si esta sustancia fuera una droga psicoactiva similar a la heroína o a la cocaína, pero no es así como funciona la dopamina. Este mito se remonta a los primeros estudios con animales en la década de 1950, en los que se descubrió que las ratas accionaban una y otra vez una palanca para estimular eléctricamente los centros de recompensa del cerebro.[150] Era tan adictivo que presionaban la palanca hasta dos mil veces por hora. Presionar las palancas activaba los centros del cerebro donde actúa la dopamina, lo que hacía del neurotransmisor la base de la *hedonia*, ya que los animales renunciaban a impulsos básicos, como comer, para autoestimularse.[151] Además, personas que padecían depresión grave y habían experimentado pocas alegrías en su vida presentaban niveles inferiores de dopamina,[152] por eso el neurotransmisor se granjeó la reputación de sustancia química de la felicidad o el placer.[153] Sin embargo, el problema con esta idea es que estudios posteriores han demostrado que inhibir la liberación de dopamina en ratones manipulados genéticamente no afecta al placer que los animales sienten ni a sus preferencias.[154] Si se eliminan las células productoras de dopamina, los ratones siguen hallando placer en la comida; simplemente no van a buscarla. Los estudios con humanos han suscitado más controversia aún que los estudios con ratones. En un inmoral estudio para «curar» a pacientes psiquiátricos de sus tendencias homosexuales, un electrodo implantado en los mismos centros dopaminérgicos de recompensa del cerebro hizo que los sujetos presionaran más la palanca, pero, en lugar de placer, lo más probable era que generara simplemente el impulso de presionar la palanca.[155]

La dopamina tiene más que ver con la búsqueda que con el placer *per se*. Si algo que hacemos nos resulta agradable, se asocia a una liberación de dopamina, que recuerda al cerebro que se trata de una experiencia placentera. La consecuencia es una mayor probabilidad de que repitamos ese comportamiento. De esta distinción se ha ocupado el neuropsicólogo Vaughan Bell,[156] que se refiere al neurotransmisor como el comentarista que señala «lo que pudo haber sido»: los éxitos, pero también lo que casi se falla. Esto explica por qué la dopamina es igual de activa en los jugadores cuando pierden dinero que cuando ganan.[157] Por tanto, no puede ser una sustancia química del placer, a menos que nos guste perder. En muchos aspectos, la dopamina tiene menos que ver con el placer o la felicidad que con el deseo.

El deseo es un motor muy potente. Cuando se plantea a la gente si prefiere diez dólares al instante o treinta dólares al cabo de tres meses, la mayoría opta por la recompensa inmediata. Es lo que se denomina *descuento diferido*. Si nos dan a elegir, la mayoría preferimos una recompensa antes que después, y cuanto más se retrasa, menos deseamos la recompensa futura.[158] La próxima vez que sientas que debes tener algo porque crees que te hará feliz, pregúntate: «¿De verdad necesito esto ahora, o puede esperar?». Intenta aplazar la decisión para comprobar si tu deseo se desvanece con el tiempo. Podrías poner en marcha un temporizador de treinta minutos en el teléfono móvil y esperar ese período antes de tomar una decisión, o imaginarte a ti mismo en el futuro: pregúntate cuánto te gustaría algo ahora y cuánto al cabo de tres meses. Ambos métodos introducen un tiempo muerto real o imaginario para reflexionar.

A menudo deseamos cosas porque creemos que nos gustará lo que obtengamos, y que eso nos hará más felices. Sin embargo, el psicólogo Dan Gilbert y su colaborador Timothy Wilson han detectado un frecuente desajuste entre lo que deseamos y lo que nos gusta.[159] Por ejemplo, podemos desear tomarnos unas vacaciones y después descubrir que no las disfrutamos tanto como habíamos previsto. Por supuesto, hay veces en que las vacaciones superan nuestras expectativas, pero Gilbert y Wilson sostienen que a menudo nos equivocamos al predecir lo que nos hará felices, un fenómeno que denominan «descaminamiento» (*miswanting*).

El descaminamiento es otro ejemplo de los fallos que comete la previsión afectiva. A veces ocurre que incurrimos en el error de desear algo que no nos hará felices. Probablemente el ejemplo más inesperado de descaminamiento sea la libertad de elección. Suponemos —a veces de forma errónea— que siempre preferimos gozar de más opciones porque nos gusta tener más control sobre nuestras vidas. Sin embargo, que haya demasiadas opciones puede ser contraproducente y estresante. Los que van a comprar y se encuentran con la posibilidad de elegir entre treinta variedades de mermelada o de chocolate *gourmet* son más propensos a marcharse sin haber adquirido nada, frente a los que solo se ven confrontados con media docena de opciones. Si a unos empleados se les regala un viaje a París, se ponen contentos. Si se les regala un viaje a Hawái, se ponen contentos. Pero si les damos a elegir entre dos destinos, se ponen menos contentos, elijan el que elijan. ¿Por qué la libertad de elección puede ser tan perturbadora?

El motivo es que la libertad de elección nos obliga a hacer comparaciones y a reconocer las desventajas relativas. Los que eligen París se quejan de que no tiene mar, y los que eligen Hawái, de que no tiene museos. El psicólogo Barry Schwartz lo llama «tiranía de la abundancia», porque, en vez de darnos libertad, en realidad coarta nuestra toma de decisiones.[160] Sostiene que una mayor libertad de elección aumenta la infelicidad porque nos preocupa tomar la decisión incorrecta y sucumbimos al estrés cuando intentamos procesar todas las comparaciones posibles con el propósito de acertar. Esto hace que aumenten el temor a tomar la decisión incorrecta y, al mismo tiempo, las expectativas de ser capaces de tomar la mejor decisión. Una vez que hemos elegido, empezamos a arrepentirnos y a preguntarnos si hemos hecho lo correcto.

Según Schwartz, el exceso de opciones es uno de los motivos por los que se registran crecientes niveles de infelicidad en el acaudalado Occidente. Para poner a prueba esta afirmación en apariencia ilógica, Schwartz y su equipo realizaron una encuesta[161] en la que se pedía a los participantes que eligieran entre una serie de enunciados relacionados con la toma de decisiones, como «A menudo me cuesta comprar un regalo para un amigo» o «Por muy satisfecho/a que esté con mi trabajo, es normal que busque mejores oportunidades». Debían puntuar en qué medida se identificaban con estas afirmaciones en una escala del 1 al 7 (de «totalmente en desacuerdo» a «totalmente de acuerdo»). A continuación, los investigadores dividieron el grupo entre *maximizadores*, los que tenían las puntuaciones más altas por ser más proclives a hacer comparaciones, y *satisfactores*, los que tenían las puntuaciones más bajas porque dejaban de comparar en cuanto encontraban un artículo que satisfacía sus necesidades.

Los maximizadores dedicaban un esfuerzo y energía considerable para tomar la decisión correcta —leían las etiquetas, comparaban los precios, etcétera—, mientras que los satisfactores se decidían mucho más rápido. En lo referente a lo satisfechos que estaban con su propia decisión, los maximizadores eran más propensos a lamentarse y a estar descontentos con la compra, a mostrarse más taciturnos y a rumiar. Los maximizadores tienden en mayor medida a arrepentirse de sus elecciones; están menos satisfechos con la vida, son menos optimistas y están más deprimidos que los satisfactores. Esto se debe, como descubriremos en la siguiente lección, a que el arrepentimiento pesa más en nuestra cabeza que la satisfacción.

Si la abundancia de opciones nos abruma, probablemente la mejor forma de reducir la mentalidad maximizadora sea limitar, de entrada, las opciones. Identifica tus necesidades básicas y fija un número máximo de comparaciones. Por ejemplo, compara solo cinco artículos y puntúalos de peor a mejor. Una vez que hayas hecho esto, deja de buscar y quédate con tu opción definitiva. Si más tarde empiezas a arrepentirte, compara la opción elegida con la peor de la lista, en vez de con la segunda mejor. Así las ventajas serán más evidentes.

Provistos como estamos de un cerebro comparador, buscamos constantemente objetivos y futuros positivos para mejorar nuestra posición relativa. Lo que queremos, lo que perseguimos, el control que anhelamos y lo que elegimos: todo ello se orienta a una mayor felicidad, pero puede verse trastocado por diferentes tipos de *bugs* mentales. Probablemente el mayor *bug* mental de todos sea nuestro sesgo hacia la negatividad, el tema de la siguiente lección.

Ejercicios para la felicidad

- ✓ **Escribe tres cosas de tu vida por las que estés agradecido.** Cuando pensamos en la gratitud, nos vemos obligados a reconocer que no todo el mundo es igual de afortunado, y esto nos anima a hacer comparaciones a la baja en vez de al alza, lo que tanta infelicidad nos provoca.
- ✓ **Practica el saboreo para combatir la adaptación.** Tómate tu tiempo y concéntrate en el placer que procura una actividad. Si estás comiendo, disfruta lentamente de los sabores y las texturas. Concéntrate en los aspectos sensoriales del placer, de cualquier forma que puedas conseguirlo.
- ✓ **Reconoce las veces que has fracasado en la vida,** pero también cómo has superado los contratiempos, e incluye aspectos positivos que surgieran de esos fracasos sin que los hubieras previsto. Escribe tres cosas en las que hayas fracasado, pero después los beneficios inesperados de esos reveses, como, por ejemplo, nuevas oportunidades de trabajo, nuevas relaciones u otros resultados positivos.
- ✓ **Recuerda que una cosa es desear algo y otra que te guste.** Intenta identificar cuándo estás siendo impulsivo. Tómate

tu tiempo antes de tomar una decisión importante, como una compra cara, o intenta imaginar cómo te hará sentir tu decisión más adelante. Reflexiona un poco sobre la situación para que te sientas más cómodo con tu decisión. Si es la decisión equivocada, al menos no se te podrá acusar de ser demasiado impulsivo.

✓ **La libertad de elección puede ser abrumadora.** Limita las opciones y concéntrate en las ventajas de tu decisión final comparándola con la más desfavorable, en vez de con la más cercana.

LECCIÓN CUARTA: SÉ MÁS OPTIMISTA

La gente no es realista respecto al futuro. Una encuesta realizada por YouGov en el 2016 determinó que entre el 65 y el 70 por ciento de los encuestados de Estados Unidos y el Reino Unido pensaban que, en general, el mundo empeoraba, y solo entre el 4 y el 6 por ciento opinaba que mejoraba.[162] Sin embargo, es al revés. En casi todos los indicadores sobre el bienestar humano, los datos demuestran que las cosas están mucho mejor ahora que antes. La riqueza personal y la calidad y esperanza de vida han mejorado en la historia reciente, y hay menos violencia contra las personas y menos guerras.[163]

Aunque existe un pesimismo generalizado sobre el mundo, la mayoría somos más optimistas respecto a nuestro futuro personal. En un estudio del 2005,[164] se planteó a los participantes: «Imagina una escalera cuyos peldaños están numerados del cero, abajo, al diez, arriba. La parte superior de la escalera representa la mejor vida posible para ti, y la parte inferior, la peor. ¿En qué peldaño crees que estarás dentro de cinco años?». Entre los más de 150 000 ciudadanos encuestados, representativos de 142 países, la respuesta más común fue el séptimo peldaño, la media mundial fue de 6,7 y un solo país, Zimbabue, puntuó por debajo del rango intermedio de 5. Sin duda, la gente de todo el mundo tiende a ser optimista a la hora de predecir su propio futuro a cinco años vista.

El optimismo personal es la norma cuando pensamos en nuestro futuro lejano; sin embargo, como sostiene la neurocientífica Tali Sharot, en algunos aspectos de nuestra vida ese optimismo puede ser excesivo.[165] Pensemos, por ejemplo, en el matrimonio y la expectativa de «vivir felices y comer perdices».

Aunque las estadísticas indican claramente que, en la actualidad, entre el 40 y el 50 por ciento de los matrimonios en el Reino Unido y Estados Unidos acabarán en divorcio, las parejas no creen que les vaya a ocurrir a ellas. ¡Esto incluye a los abogados matrimonialistas, que deberían saberlo mejor que nadie![166] Como dijo con sarcasmo Oscar Wilde: «El matrimonio es el triunfo de la imaginación sobre la inteligencia. El segundo matrimonio es el triunfo de la esperanza sobre la experiencia». Este sesgo optimista también explica por qué tendemos a ignorar las advertencias de los riesgos para la salud, a subestimar los costes y el tiempo necesarios para terminar los proyectos y a considerar improbable que entren a robar en nuestra casa o suframos un accidente de tráfico. Para la mayoría de la gente, esos sucesos futuros parecen remotos e improbables.

No es de extrañar que las personas esperen un futuro mejor para sí mismas. De hecho, necesitamos imaginarnos un futuro mejor. De lo contrario, no nos motivaría la posibilidad de ser más felices. No nos casaríamos si pensáramos que nos vamos a divorciar. No nos postularíamos para un puesto de trabajo o para un ascenso si no creyéramos que podemos conseguirlo. Pero ¿cómo podemos creer a la vez dos cosas aparentemente contradictorias, es decir, que el futuro del mundo es negativo, pero el nuestro es positivo? Y si, en general, somos optimistas respecto a nuestro futuro a largo plazo, ¿por qué los niveles de felicidad disminuyen año tras año? ¿Cómo es posible mostrarse optimista sobre el futuro propio, pero al mismo tiempo estar descontento con la situación actual?

La respuesta es que podemos ser tanto optimistas como pesimistas, dependiendo del marco temporal que tomemos en consideración. En realidad, como veremos, el optimismo y el pesimismo pueden ser dos componentes distintos de la personalidad. Además, variamos en una escala móvil en ambas dimensiones, por lo que no podemos catalogar a alguien como optimista o pesimista sin más. Las personas son más complejas y tienen más matices. Podemos pensar que las cosas mejorarán en algunos aspectos de nuestra vida, pero no necesariamente en otros, y aun así seguir considerándonos infelices en general, sobre todo si hacemos las comparaciones de las que hablamos en la lección anterior.

En esta lección veremos cómo ser más felices siendo más optimistas sobre el mundo, sobre nosotros mismos y los demás, porque hacerlo reporta beneficios tangibles. Los optimistas no solo son más felices, sino que también están más sanos, caen mejor a los demás y tienen una mayor esperanza de vida. Muchos estudios en los que se han buscado las diferencias individuales en numerosas dimensiones para predecir resultados médicos revelan una y otra vez que el optimismo es un factor beneficioso constante.[167] ¿Cómo puede una mentalidad positiva hacer que el cuerpo esté más sano? Investiguemos algunos de los mecanismos que podrían contribuir a ello.

El optimismo consiste en prever un futuro más luminoso. Con ese fin, debemos averiguar qué interfiere en nuestra capacidad de pensar de forma más positiva en el presente y cómo cambiar nuestra perspectiva. Es difícil ver siempre el lado bueno de la vida si somos demasiado negativos respecto al mundo, pero la buena noticia que nos trae la ciencia de la felicidad es que es posible cambiar. Para ello, hemos de identificar a qué tipo de información atendemos cuando pensamos en el mundo, en nosotros mismos y en los demás, y nuestros sesgos al procesarla. Una vez que somos conscientes de nuestros sesgos, podemos aprender y practicar técnicas para imaginar futuros mejores y ver nuestra situación actual de modo más positivo. Si nos sentimos atrapados en una percepción pesimista del mundo, podemos aprender a ser más optimistas.

Lo malo es más fuerte que lo bueno

El primer paso para ser más optimistas es conocer la naturaleza de la información y el modo en que la procesamos. Muchos animales, incluidos los seres humanos, han desarrollado la propensión a prestar atención a las señales negativas del entorno,[168] y esto comprende la información del pasado, del presente y del futuro.

En el presente reaccionamos más rápido a los sonidos, palabras, voces y rostros negativos. Echa un vistazo a las caras que aparecen en la figura 4.1 y comprueba si encuentras la discordante.

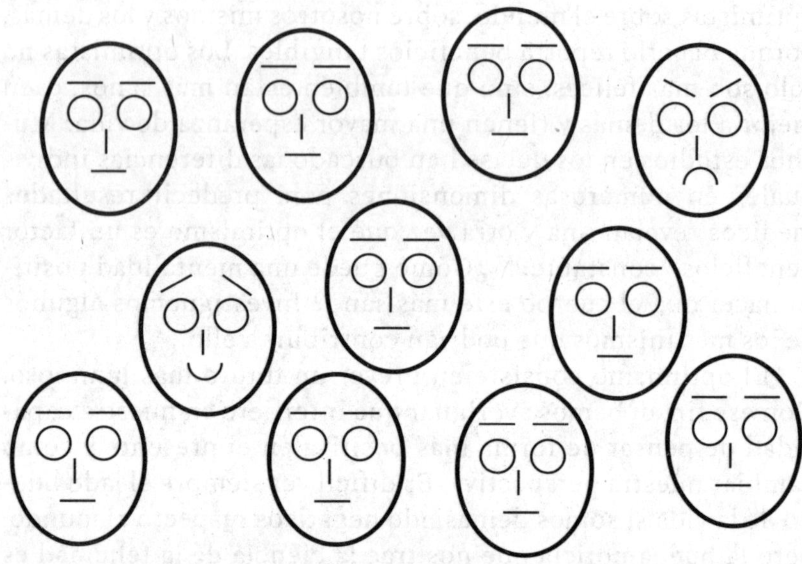

Fig. 4.1. Localiza la cara discordante. (Adaptado de Fox *et al.*, 2000.)

En realidad, hay dos caras discordantes. Si nos presentan un mar de caras, por lo general detectamos antes una cara enfadada que una feliz entre la multitud.[169] Lo mismo ocurre con las voces. Cuando nos gritan, el cerebro reacciona mucho más rápido y con más intensidad que cuando oímos voces alegres o neutras.[170] Esta prioridad funciona desde muy temprana edad. Los niños reaccionan con más intensidad a las voces airadas que a las positivas, sobre todo si son las de sus padres.[171] Las señales negativas son más eficaces para que nos paremos en seco, lo que es útil para evitar el peligro. Activan el mismo componente paralizador que suele activarse antes de la reacción de huida o lucha. No existe ninguna señal positiva equivalente que funcione con tanta fuerza.

La hiperconsciencia de las señales negativas es esencial para los lactantes, que tienen mucho que descubrir sobre el mundo. Cuando los niños se encuentran en una situación desconocida o se topan con algo nuevo, miran a los demás para determinar cómo deben reaccionar, y los mensajes que se entienden con más facilidad son los negativos.[172] Por ejemplo, cuando se les enseña un juguete que nunca habían visto, los niños de un año se fijan en lo que hace su madre, a la que miran para tranquilizarse. Si la madre mira el juguete con una mueca de asco y dice que es «caca», es mucho menos probable que el niño juegue con él. En cambio, los efectos positivos de que su madre lo mire con agrado y diga que será «divertido» son comparativamente inferiores.[173] Lo mismo ocurre con los adultos. Estamos más atentos a las reacciones negativas de los demás, sobre todo en las situaciones de incertidumbre.[174]

La fuerza de la negatividad reside en que recordamos mejor los reveses que las cosas que nos salen bien. En las profundidades del cerebro se encuentra el antiguo *sistema límbico*, asociado con la motivación, las emociones, el aprendizaje y la memoria. Ese sistema incluye una estructura almendrada llamada *amígdala* que está especialmente sintonizada con las experiencias negativas y las refuerza en forma de recuerdos. Los destellos de la memoria de los atentados del 11-S que describimos en la segunda lección se codificaron con especial fuerza en el cerebro porque la amígdala amplificó la señal en el reservorio de la memoria a largo plazo. Al recordarlos, quienes vivían más cerca de las Torres Gemelas, en el Bajo Manhattan, presentaban una mayor activación de la amígdala que quienes estaban más alejados, en el Medio Manhattan.[175] Este sesgo de negatividad funciona en la memoria para que podamos aprender de las cosas malas del pasado y estar preparados por si vuelven a ocurrir en el futuro.

No solo los recuerdos están sesgados hacia lo negativo. Cuando se trata de predecir el futuro, tendemos a estar pendientes de las cosas negativas que puedan suceder, sobre todo cuando las señales son ambiguas. Una falsa alarma es mucho menos peligrosa que una amenaza no detectada, por lo que es más probable que la interpretemos como una señal negativa que como una positiva o neutra que ignoremos.

Este sesgo de negatividad de los recuerdos y las predicciones debieron de conferir alguna ventaja a nuestros antepasados, pues de lo contrario habrían desaparecido en el transcurso de la evolución. Cuanta más atención prestábamos a las amenazas, lo que nos llevaba a recordarlas y predecirlas, más probabilidades teníamos de sobrevivir. Si oíamos un crujido entre los arbustos, era mejor creer que se trataba de un tigre que suponer que solo era el viento. La evolución selecciona las mejores adaptaciones, y por eso el sesgo de negatividad se ha transmitido de generación en generación y sigue entre nosotros.

El mundo ha cambiado desde las abiertas sabanas africanas que recorrían nuestros antepasados, donde acechaban peligros reales entre los arbustos, hasta la relativa seguridad y comodidad de la sociedad moderna, donde hay peligros imaginarios a la vuelta de cada esquina. Como vimos en la segunda lección, nuestra prioridad hoy en día es ser aceptados y prosperar en el grupo, por lo que ha cambiado el carácter de las amenazas a las que nos enfrentamos. Los gobiernos, autoridades, normas y reglamentos dominan nuestra vida, por lo que estamos sometidos a las leyes y las consecuencias negativas que podrían derivarse de su incumplimiento. La mayor parte del tiempo vivimos obedeciendo las normas que nos gobiernan, pero eso exige dinero. Los salarios, impuestos, hipotecas y facturas suponen un reto en la sociedad actual que requiere que las personas dispongan de dinero. Sin dinero, dependemos de los demás. La pobreza no solo es adversa por la falta de alimento, vivienda y otras necesidades de la vida moderna, sino porque genera incertidumbre e inseguridad, lo que a su vez causa estrés crónico. Nuestro lugar en la sociedad lo determinan el estatus, la riqueza y la estabilidad, aspectos que suelen preocuparnos cuando son inciertos. Después están los retos personales, como hablar en público, hacer una entrevista de trabajo, someterse a un examen y cumplir las expectativas poco realistas de alcanzar la perfección, actividades todas ellas que no necesariamente suponen una amenaza para la vida, pero angustian a las personas porque activan los mismos mecanismos que evolucionaron para reaccionar a las amenazas físicas de nuestro pasado.

Algunos estamos más predispuestos que otros a reaccionar negativamente, lo que nos lleva a reaccionar una y otra vez de forma exagerada. Si siempre estamos muy alerta y estresados, esta reacción excesiva se transforma con el tiempo en ansiedad y afecta a nuestro bienestar. Sin embargo, si cobramos conciencia de que estas reacciones desproporcionadas obedecen al sesgo de negatividad, podemos interpretar mejor nuestra ansiedad y considerarla una resaca de nuestro pasado remoto en la sabana. Si eres propenso a ese tipo de ansiedad, prueba en primer lugar la técnica de la respiración cuadrada que explicamos en la segunda lección para regular la reacción del cuerpo, y después, para la mente, utiliza el truco de la felicidad «desapegada» que recomendamos en la primera lección. Distánciate de la ansiedad diciéndote: «No soy una persona ansiosa, sino alguien que atraviesa un episodio de ansiedad». A esto puedes añadir: «No soy una persona ansiosa, sino alguien que experimenta una emoción que permitió la supervivencia de sus antepasados». Distanciarse de la ansiedad y justificarla hace que sea menos adversa y que la situación sea más manejable.

A pesar de sus potenciales fallos, hemos de admitir que el sesgo de negatividad nos puede venir bien, siempre y cuando lo apliquemos de la forma correcta y no derive en una ansiedad crónica. Prestar atención a la información negativa nos mantiene alerta ante posibles situaciones amenazantes a las que debemos reaccionar, ya se trate de relaciones perjudiciales, desempleo, una enfermedad o cualesquiera otras circunstancias que nos hagan infelices. Al igual que el dolor, la infelicidad puede ser una señal de alarma necesaria para replantearnos nuestra posición actual y hacer los ajustes precisos.

Sin embargo, también debemos reconocer nuestra tendencia a conferir a la negatividad más peso del que le corresponde. Como vimos en la tercera lección, la predicción afectiva nos induce a predecir erróneamente que las consecuencias emocionales de los sucesos importantes serán mucho mayores en cuanto a sus efectos y su duración de lo que resultan ser.[176] Estas predicciones son mucho más contundentes en relación con los sucesos negativos que con los positivos. Creemos que las emociones positivas derivadas de un ascenso laboral durarán más y serán más intensas de lo que son, pero que, en comparación, las consecuencias negativas de ser despedidos nos afectarán más. En lo que respecta a los desengaños amorosos, los percances profesionales, las derrotas políticas, las noticias angustiosas y los rechazos personales, la predicción afectiva nos lleva a creer que lo malo tendrá mucho más peso que lo bueno.

De nuevo, se trata de un prejuicio infundado. Los sucesos negativos no suelen ser tan malos como nos imaginamos, mientras que los buenos apenas son un poco mejores de lo que esperábamos. La razón de esta asimetría es que sobrestimar las consecuencias negativas de los sucesos nos aleja de ellas, por eso es más ventajoso que hacerlo con los resultados positivos. Como dijo el psicólogo Roy Baumeister: «Para sobrevivir, la vida tiene que ganar cada día. La muerte solo tiene que ganar una vez».[177] Prestamos atención a lo peor y lo tememos porque nos ayuda a evitar riesgos. Sin embargo, quienes son excesivamente optimistas no creen que esos futuros riesgos vayan a afectarles a ellos, lo que puede conducir a la imprudencia. Es evidente que debe haber un equilibrio entre el optimismo y el pesimismo prudente. Pero ¿cómo podemos tomar decisiones con conocimiento de causa?

Si sangra, manda

Uno de los escollos para tomar decisiones fundamentadas es el propio carácter de la información. Para empezar, nos damos cuenta de las cosas cuando cambian, pero no cuando permanecen igual. Los estados estacionarios no son informativos y, por tanto, no requieren nuestra atención. Como señaló Schopenhauer: «Sentimos el dolor, pero no la ausencia del dolor».[178] Sentimos el hambre, pero no la saciedad. Las señales negativas representan una desviación de la normalidad que requiere nuestra atención, mientras que las señales positivas, por lo general, no necesitan una respuesta. En general reparamos en los estados positivos por su contraste con los negativos, y no al revés. No somos conscientes de sentirnos bien, a menos que se nos llame la atención sobre ello. En cambio, si nos sentimos mal, lo notamos de inmediato. Nos percatamos más de la infelicidad que de la felicidad, razón por la cual tenemos que recordarnos a nosotros mismos las buenas cosas de la vida, escribiendo cartas de agradecimiento o tomándonos tiempo para saborear los momentos positivos y corregir el desequilibrio.

Esta atención al cambio negativo también domina la información que nos proporcionan los medios. Cuando oímos que ha estallado una guerra entre Ucrania y Rusia, consideramos que es un hecho digno de ser divulgado, pero no que en el resto de Europa se siga disfrutando de la paz, como ocurre desde hace ochenta años. Leemos solo sobre sucesos importantes, no sobre la ausencia de sucesos, y rara vez nos fijamos en los avances sutiles frente a los retrocesos evidentes. «Si sangra, manda»: esa es la norma en el periodismo. El problema es que la dieta constante de noticias negativas a las que prestamos atención nos hace infelices.[179] Al acentuar lo negativo, los medios alimentan la impresión general de que el mundo se está volviendo más peligroso, lo que explica en parte la cosmovisión pesimista con la que hemos empezado esta lección.

Es muy fácil culpar a los periodistas por pintarnos un mundo tan sombrío, pero solo están respondiendo a los gustos del público. Como consumidores, buscamos noticias negativas, sobre todo cuando nos sentimos amenazados. El fenómeno del *doomscrolling*, como se llama la adicción a los contenidos catastrofistas, fue muy común durante la pandemia, cuando la gente navegaba sin cesar por las noticias en busca de información que fuese en su mayor parte negativa. No solo se produjo un considerable aumento del consumo de medios informativos y redes sociales durante la pandemia, sino que la mayor parte fue negativo, con la correspondiente disminución del bienestar psicológico en aquellas personas con una predisposición negativa.[180] Otra estrategia es utilizar titulares sensacionalistas que provoquen fuertes reacciones emocionales, como EN TU HAMBURGUESERÍA UTILIZAN CARNE DE GANADO SACRIFICADO MEDIANTE EL «CRUEL» MÉTODO KOSHER.[181] Al igual que en un accidente de tráfico, no podemos evitar mirar, y, cuanto más negativa es la emoción, más fuerte es la reacción.

La conclusión es que debemos tener en cuenta estos sesgos la próxima vez que leamos las noticias. Las cosas no son tan malas como parecen. Intenta encontrar al menos una buena noticia. Puede que no seas capaz de ignorar las noticias negativas, pero trata de buscar un equilibrio. Adopta un punto de vista más crítico y escéptico sobre todo lo que leas. Recuerda que el periodismo rara vez es imparcial y que los redactores siempre buscan un enfoque emocional para atraer al lector. Desconfía de los titulares impactantes y sensacionalistas: no son más que una táctica para que el público siga leyendo.

Juzgar a los demás

Uno de los aspectos de nuestra vida que podemos y debemos cambiar es nuestro modo de juzgar a los demás, porque con demasiada frecuencia se nos cuela un sesgo de negatividad en nuestras opiniones. Entender cómo ocurre es importante si pretendemos hallar la felicidad siendo menos egocéntricos. Cuando una persona conoce a otra, realiza una serie de comprobaciones para identificarla y clasificarla. Nunca tenemos una segunda oportunidad para causar una buena impresión, sobre todo si es negativa. De hecho, ni siquiera gozamos de un segundo entero: la gente puede formarse una impresión duradera de los demás en solo una décima de segundo. El simple hecho de mostrar una cara durante cien milisegundos suscita atribuciones de «corte fino» relacionadas con el atractivo, la simpatía, la confiabilidad, la agresividad y la competencia.[182] Si mostramos la cara durante más tiempo, las valoraciones cambian relativamente poco. Esta velocidad de procesamiento indica la existencia de un proceso inconsciente o *implícito*, como lo llaman los psicólogos. Debido a que los procesos implícitos transcurren en gran medida a un nivel subconsciente, pueden ser difíciles de cambiar. Esto favorece un sesgo de confirmación para seleccionar información posterior que respalde nuestra impresión inicial. Aunque obtengamos información adicional sobre una persona que desmienta nuestra primera impresión, somos poco propensos a revisar una opinión negativa, aun cuando la información adicional sea positiva. Por otra parte, si una persona nos causa buena impresión, pero después nos enteramos de algo malo sobre ella, sí cambiamos fácil y rápidamente nuestra opinión positiva sobre ella.[183]

Aunque nos tomemos tiempo para conocer mejor a otra persona, damos mucha más importancia a las cosas malas que a las buenas. Es mucho más probable que clasifiquemos como muy inmoral a alguien que roba cinco dólares que como muy honrado a alguien que los dona.[184] Y, una vez que hemos clasificado a alguien como negativo, cuesta mucho más cambiar nuestra impresión sobre esa persona. Por ejemplo, en un estudio del 2016 sobre el punto de inflexión del cambio moral, un equipo de psicólogos de Chicago habló a los participantes de una oficinista normal y corriente llamada Bárbara que unas veces era buena y otras mala.[185] Después les dijeron que se había producido un cambio en el comportamiento de Bárbara. A un grupo se le indicó que Bárbara había empezado a comportarse bien siempre, mientras que a otro se le dijo que siempre estaba haciendo cosas malas. A continuación les preguntaron durante cuántas semanas sería necesario que se mantuviese ese cambio para convencerse de que Bárbara había cambiado de verdad. De media, la gente pensaba que Bárbara había cambiado a peor al cabo de cuatro semanas, pero que tendrían que pasar al menos seis para juzgar que había cambiado a mejor, lo que pone de manifiesto que nos inclinamos más por una reevaluación negativa que por una más positiva. Una vez que tomamos una decisión sobre alguien, es muy difícil revisarla.

Este sesgo de negatividad afecta a nuestra capacidad de perdonar. Cuando nos hacen daño, nos cuesta perdonar y olvidar. John Gottman, experto en relaciones conyugales, estima que necesitamos hacer cinco cosas buenas para compensar una mala; de lo contrario, la relación está condenada al fracaso.[186] Gottman, después de haber estudiado y asesorado a muchas parejas, ha descubierto que es lo que va mal en una relación lo que predice si durará, no lo que va bien. Si estás casado o tienes pareja desde hace mucho tiempo, en incontables ocasiones habrás dicho o hecho algo equivocado. Quizá fue un comentario poco cuidadoso o el olvido de un aniversario. Por supuesto, todo depende del carácter de la transgresión y de lo que hagamos para reparar el daño, pero ese desequilibrio negativo encaja con el tópico de que se necesita tiempo para desarrollar una relación positiva pero solo un instante para destruirla.

¿Por qué somos tan rígidos al pensar en los demás?, ¿qué podemos hacer para ser más justos? De forma natural e instintiva, encasillamos a las personas, sobre todo a las que no conocemos bien, en diferentes estereotipos. En vez de tomarnos el tiempo necesario para conocer mejor a los demás, tomamos atajos basándonos en prejuicios. Nos precipitamos en juzgar a otra persona como mala por la injerencia de nuestro sesgo de negatividad. Además, consideramos que sus puntos fuertes y débiles son componentes fundamentales de lo que son, en vez de tener en cuenta el papel de las circunstancias externas o del azar. Por ejemplo, si vemos que alguien conduce demasiado rápido en una autopista, es probable que lo consideremos un mal conductor: suponemos que la imprudencia o el descuido son parte de su naturaleza. En cambio, si alguien nos señala que somos nosotros los que conducimos muy rápido, justificamos nuestra conducta en función de las circunstancias: «Tenía prisa porque llegaba tarde». No estamos inclinados a aplicar las mismas excusas atenuantes a los demás. Si vemos que alguien se está mostrando maleducado, lo juzgamos como una persona antipática, pero cuando lo somos nosotros, defendemos nuestro comportamiento diciendo que estaba justificado, o que normalmente no somos así. Esta tendencia a atribuir rasgos estables a los demás pero servirnos de excusas pasajeras para justificarnos a nosotros mismos se denomina *error de atribución fundamental.*[187]

Incurrimos en el error de atribución fundamental porque desconocemos o no podemos ver las circunstancias o situaciones que causan ciertos resultados. Además, las razones ocultas nos perturban. Si vemos a una persona que vive en la calle, nos sentimos más cómodos si la consideramos responsable de su difícil situación que si reconocemos que puede ser víctima de unas circunstancias en las que podríamos vernos cualquiera de nosotros. Nos asusta la posibilidad de acabar como ellos. Nos incomoda la idea de la buena y la mala suerte, y preferimos creer en un mundo donde cada cual recibe su merecido y las cosas suceden por una razón.[188] Esto nos lleva a pensar que las personas que viven en la pobreza se lo han buscado, debido a nuestras atribuciones fundamentales de quiénes son. Por el contrario, somos más propensos a atribuir nuestras desgracias a circunstancias externas, ajenas a nuestro control, y nuestros éxitos a nuestras capacidades personales.

¿Cuál es la solución para ser más justos? Lo primero que debemos hacer es dar algún tiempo a las personas antes de extraer conclusiones precipitadas. Pensemos en las veces en que nuestro comportamiento no ha sido el ideal, y por qué. Esto podría ayudarnos a hacernos una mejor idea de por qué podrían portarse mal otras personas. No te fíes de las apariencias: la ropa y el aspecto pueden llevar a engaño. Sé consciente de tus prejuicios y del «corte fino», así como de cualquier tendencia a confirmar tus sesgos. A veces no tenemos la oportunidad, pero, siempre que puedas, trata de conocer mejor a las personas. Dedica un tiempo a escuchar y procesar a los demás. Recuerda que ellos también te están tomando la medida y quizá se están formando una impresión equivocada de ti. Si alguien parece desfavorecido, ponte en su piel. Es demasiado fácil distanciarnos de sus tribulaciones; nuestra tendencia a pensar que cada cual tiene lo que se merece nos lleva a juzgarlos de forma poco razonable. Quizá no tengan la culpa de estar sin blanca. Tomar en consideración otras perspectivas es el primer paso para ser menos egocéntricos y más alocéntricos. Si nos ponemos en la piel de otra persona, seremos menos críticos y más generosos. Y, como descubrimos en la segunda lección, cuando somos amables con los demás lo somos con nosotros mismos.

La indefensión adquirida

Todos estos sesgos —atribuir falsamente los resultados positivos a nosotros mismos, pero los negativos a los demás o a circunstancias externas— se deben en gran medida a nuestra perspectiva egocéntrica del mundo. Nos gusta ser los dueños de nuestro destino, y la idea de que no tenemos ningún control sobre él nos resulta psicológicamente perturbadora. La percepción de control es necesaria para afrontar la incertidumbre. Sin ella nos sentimos impotentes e indefensos. Cuando creemos que no tenemos el control sobre una situación adversa, nos resulta aún más estresante y negativa.[189]

La percepción de control incluso es beneficiosa. Basta con creer que podemos cambiar las cosas para aumentar nuestra resiliencia. Por ejemplo, en un estudio cuyos participantes podían ganar dinero por aceptar descargas eléctricas dolorosas, se descubrió que las personas toleran un mayor dolor si creen que pueden detener el experimento en cualquier momento.[190] El dolor es una señal de advertencia, pero, si creemos que podemos determinar el resultado, somos capaces de ignorarlo. La percepción de control cambia la forma en que nuestro cerebro interpreta el significado de la incertidumbre y la vuelve menos amenazante.[191] La incertidumbre hace que las situaciones sean más estresantes, ya que no podemos predecir qué va a ocurrir. Sin embargo, si creemos que podemos controlar la situación, pensaremos que somos capaces de detenerla en cualquier momento, y, por tanto, sufriremos menos ansiedad y estaremos en disposición de seguir tolerándola. Por el contrario, si se elimina el control, o la creencia de que podemos ejercerlo, la situación se vuelve muy estresante, porque no sabemos cuándo va a terminar y esta incertidumbre nos lleva a la desesperación.

Sin la capacidad de controlar nuestra propia vida, experimentamos un estado de indefensión o desesperanza. Martin Seligman, uno de los pioneros de la psicología positiva, lo demostró en una serie de trabajos experimentales con animales llevados a cabo en la década de 1960, cuando indujo un estado de *indefensión adquirida* en perros y los sometió a una experiencia en la que no tenían ningún control sobre su entorno.[192] En estos primeros estudios, Seligman adiestró a perros para que asociaran una luz con la inminencia de una leve descarga eléctrica de la que no podían escapar. Se trataba de determinar si los perros, una vez establecida la asociación, aprenderían más rápido a evitar las consecuencias de la luz en una nueva circunstancia. Una vez que los perros aprendían esta asociación, los trasladaban a otra jaula con una barrera en medio que la separaba en dos mitades. La mitad de la jaula donde se colocaba inicialmente al perro estaba conectada al suministro eléctrico, pero si el animal saltaba la barrera podía evitar la descarga, porque el otro lado era seguro.

La teoría imperante en la época predecía que los animales que habían aprendido que la luz era una señal de descarga inminente saltarían más rápido la barrera que los perros que no tenían experiencia con las luces y las descargas. Pero, en realidad, Seligman se encontró con lo contrario: los animales que habían recibido descargas eléctricas incontrolables aceptaban pasivamente su suerte cuando se activaba la luz y se tendían en el suelo de la jaula sin ánimo de saltar la barrera. En cambio, los perros que no habían experimentado las descargas incontrolables aprendieron enseguida a saltar la barrera. Esto se debía a que los animales que habían soportado las descargas habían desarrollado la indefensión adquirida. Habían aprendido que carecía de sentido intentar escapar, por lo que esa experiencia previa incontrolable mermaba su capacidad de adaptación a las nuevas circunstancias.

Seligman se dio cuenta enseguida de la importancia de estos estudios con animales. Quizá la indefensión adquirida explicara la desesperación humana. Después realizó estudios de conducta con seres humanos y descubrió el mismo fenómeno de la indefensión adquirida, lo cual lo llevó a desarrollar una explicación de por qué las personas se deprimen y pierden la esperanza. Sostenía que los sucesos negativos incontrolables que uno padece de niño, como la pobreza o una vida familiar problemática, inducen una indefensión adquirida que se extiende a todos los aspectos de la vida cuando el niño se hace adulto.

Cuando Seligman presentó su teoría en la Universidad de Oxford, el psiquiatra John Teasdale señaló que el problema del enunciado original era que no todo el mundo que experimenta una adversidad incontrolable desarrolla depresión. No todo el mundo sucumbe a la indefensión adquirida. Algunos son más optimistas. Cuando Seligman revisó los datos, descubrió que, en efecto, había un grupo, en torno a un tercio de los animales y los seres humanos, que no presentaban indefensión adquirida, por lo que replanteó su enfoque.[193] ¿Quiénes eran estos individuos resistentes a la indefensión adquirida y qué los hacía diferentes? ¿Qué lecciones se podían aprender de estos individuos? Si la indefensión podía ser adquirida, ¿era también posible aprender a ser más optimistas?

El optimismo adquirido

Al principio de esta lección nos preguntábamos qué hace que una persona sea más positiva o negativa: ¿la naturaleza o la crianza? Para responder a esto, podemos recurrir de nuevo a los estudios con gemelos univitelinos y bivitelinos con el fin de calcular en qué medida influyen los genes en nuestra predisposición a ser optimistas o pesimistas. Aunque solemos pensar en el optimismo y el pesimismo como dos extremos de una misma escala, parecen estar bajo influencias genéticas distintas, lo que encaja con la forma en que las personas pueden compartimentar diferentes partes de su vida.[194] Por ejemplo, podemos ser optimistas respecto a nuestras perspectivas profesionales, pero pesimistas sobre nuestras relaciones personales. Los estudios con gemelos indican que la heredabilidad del optimismo se sitúa en torno al 24 por ciento, mientras que en el caso del pesimismo es del 29 por ciento. Esto significa que, aunque existe una tendencia genética, el entorno es un factor importante para ambos,[195] y se ha determinado que el entorno familiar durante la niñez influye particularmente en el optimismo. Por ejemplo, un estudio longitudinal realizado desde la infancia de los participantes reveló que unos niveles más altos de estatus socioeconómico al nacer predecían unos niveles más altos de optimismo veintiún años más tarde,[196] y que la aportación de los padres era fundamental para el optimismo de sus hijos.[197] En lo que respecta al optimismo, influyen las circunstancias, la indefensión adquirida, los estilos de crianza y la interacción de la predisposición.

¿Qué aprendieron estos jóvenes? El optimismo consiste en pasar página, en mirar adelante y no obsesionarse con el pasado o con los problemas del momento. Si recordamos a Epicteto, él y otros filósofos estoicos creían que, en lo que concierne a la felicidad, lo importante no es lo que nos ocurre, sino nuestro modo de reaccionar a ello. Ahí fue cuando Martin Seligman y su equipo se pusieron manos a la obra para buscar formas de aumentar el optimismo. ¿Qué hacía que los optimistas fueran más positivos?

Una de las cosas que descubrieron es que los optimistas difieren de los pesimistas en la forma en que dan significado a los acontecimientos vitales, sobre todo a los negativos. En concreto, identificaron tres patrones característicos de pensamiento, llamados *estilos atributivos*, que difieren entre los optimistas y los pesimistas.[198] El primer estilo atributivo es la *propagación*, que se refiere a la medida en que generalizamos y aplicamos las características de una situación a otra. Por ejemplo, supongamos que nos sale mal una entrevista de trabajo. Es probable que el pesimista infiera: «¡Todo lo que hago me sale mal!», mientras que el optimista es menos propenso a generalizar y más a circunscribir el episodio: «Vaya, es una faena, pero hay otras cosas en la vida que me van bien». El siguiente estilo atributivo es la *permanencia*, que refleja la medida en que el pesimista cree que los contratiempos son eternos —«Nunca voy a conseguir trabajo»—, mientras que el optimista tiende a tratarlos como un percance temporal: «Me irá mejor la próxima vez». Por último, a la hora de atribuir culpas, el pesimista se toma el fracaso como algo *personal* e interioriza la responsabilidad —«Es mi culpa no haber conseguido el trabajo»—, mientras que el optimista se inclina más por externalizar el problema: «No tengo la culpa de que no hayan sabido ver lo que valgo. Cometen un grave error al no contratarme». En esta situación, el optimista tiende a desviar la culpa hacia los demás.

A partir de esta información sobre el estilo atributivo, Seligman desarrolló un programa de resiliencia al que llamó la técnica ABCDE, siglas en inglés de Adversidad, Creencia, Consecuencia, Discusión y Estimulación.[199] El objetivo de este programa es enseñarnos a ser más optimistas cuando nos enfrentamos a contratiempos. ABC es la primera parte del ejercicio, donde escribimos el carácter de la «adversidad» con el mayor detalle posible, lo que «creemos» que ha ocurrido y las «consecuencias». Se trata de proporcionar la mayor cantidad de información posible a la que atender. Al volver de la entrevista de trabajo, por ejemplo, el ABC sería que no hemos conseguido un trabajo (adversidad) porque creemos que no lo hemos hecho bien en la entrevista (creencia), y esto significa que nunca conseguiremos trabajo (consecuencia). Una vez documentada esta información en la fase ABC, pasamos a la ofensiva en la parte DE para «discutir» o cuestionar las creencias y las consecuencias, o al menos buscar interpretaciones alternativas menos negativas.

La mejor forma de discutir las creencias es adoptar un estilo atributivo más optimista y reinterpretar los datos ABC de modo menos generalizado, permanente y personal. Un posible enfoque es la autoperspectiva distanciada. Si eres de los que interiorizan la responsabilidad por un resultado negativo, no ven que el problema es solo temporal y que le ocurren más cosas en la vida, estás cayendo en la trampa de un yo excesivamente egocéntrico. Los optimistas ignoran o restan importancia a los fracasos desviando la atención a otra parte o pasando a otras cosas, mientras que los pesimistas extrapolan la negatividad a todos los aspectos de su vida. Al adoptar una perspectiva más alocéntrica, evitamos el estilo atributivo negativo del pesimista.

El estilo atributivo optimista permite discutir, ignorar, disminuir o reinterpretar cualquier contratiempo para plantearlo de un modo más positivo. Distánciate un poco de ti mismo e imagina que eres un abogado que está defendiéndose a sí mismo. Por cada nubarrón hay siempre un rayo de esperanza. En el ejemplo de la entrevista de trabajo que no ha salido como esperabas, pon en duda que lo hayas hecho mal. Dite a ti mismo que lo hiciste bien, pero que probablemente había un candidato interno, o que los entrevistadores no sabían bien qué estaban buscando. Cuestiona la idea de que tuvo que ver contigo. Felicítate por haber llegado a la fase de entrevistas y piensa en los cientos de aspirantes que ni siquiera fueron preseleccionados.

Por último, una vez que hayas reinterpretado el contratiempo de manera más positiva, deberías sentirte «estimulado», el último componente de la técnica ABCDE. Enorgullécete de cómo has gestionado el problema, sabiendo que puedes recuperar el control de tus pensamientos negativos y del pesimismo. Vuelve la mirada hacia un futuro más positivo, con más energía, gracias a tu optimismo adquirido. Quizá ese trabajo no era el adecuado para ti y lo esquivaste. Esto significa que puedes postularte a un empleo aún mejor que pueda surgir.

Otra forma de ser más optimistas es obligarnos a pensar en un futuro todavía mejor del que nos imaginamos ahora. Piensa en la mejor versión posible de ti mismo en el futuro. Invierte en un diario para anotar tus pensamientos durante diez minutos al día. Imagina que todo va mejor de lo que esperas. Puedes centrarte en un aspecto de tu vida y ocuparte de él cada semana para prolongar el ejercicio. La pareja: imagina la mejor pareja posible. ¿Quién sería?, ¿cómo sería? La familia: imagina la mejor vida familiar que podrías tener. ¿Cómo sería? La carrera profesional: imagina que has conseguido el trabajo ideal. ¿En qué consiste?, ¿qué te proporciona más satisfacción? Los amigos:

¿cuántos amigos te gustaría tener y cómo pasarías el tiempo con ellos? ¿Cuál es la mejor vida social que podrías tener? Sea cual sea el aspecto de ti que consideres importante, imagina la mejor versión posible en el futuro. Sé todo lo creativo e imaginativo que puedas. No te contengas. Los estudios han demostrado que, cuando nos vemos obligados a imaginar el mejor futuro posible, nos sentimos más optimistas.[200]

El optimismo y la salud

Decíamos al principio de esta lección que los optimistas están más sanos y viven más. Los estudios epidemiológicos a gran escala muestran sistemáticamente que las personas más pesimistas padecen más problemas de salud y mueren, de media, entre ocho y diez años antes que los más optimistas.[201] Los pesimistas sucumben con más facilidad a las principales causas de muerte: enfermedades cardiovasculares, problemas respiratorios y cáncer. Uno de los factores más decisivos es el estrés crónico. En la segunda lección ya advertimos sobre la reacción de lucha o huida como posible mecanismo relacionado con el estrés. Está demostrado el vínculo que existe entre estas enfermedades y el papel del estrés crónico en los sistemas de respuesta inmunitaria e inflamatoria del organismo para combatir las enfermedades e infecciones. La percepción de una amenaza y la incertidumbre sobre el futuro agravan el estrés. Como los optimistas ven el futuro de modo más positivo, esta perspectiva les permite adoptar estilos de vida más saludables que cuentan con un mayor apoyo social.

Es importante aclarar que optimismo no es lo mismo que esperanza. La esperanza es un estado emocional muy ligado al deseo de obtener unos resultados importantes —pero menos probables— ajenos a nuestro control.[202] Los optimistas van más allá, pues creen que los resultados serán mejores y, por ello, se esfuerzan más y perseveran, mientras que los pesimistas se dan por vencidos. Esto redunda en un estilo de vida más sano y en la adopción de las recomendaciones sanitarias para evitar la progresión de la enfermedad.[203] Una segunda ventaja es la mentalidad optimista. Los optimistas son resilientes. Se sobreponen una y otra vez a los factores estresantes, lo que puede llevar al límite al sistema fisiológico del organismo, pero al final es más probable llegar a resolver definitivamente el factor estresante. Los pesimistas, por el contrario, se rinden con más facilidad, pero ni siquiera entonces resuelven los factores estresantes al no percibir que el problema vaya a desaparecer.[204] Esto conduce al estrés crónico y tiene efectos negativos para nuestra función inmune y nuestra reacción al estrés crónico, como señalamos en la segunda lección. Una tercera explicación tiene que ver con el apoyo social y la soledad. Los optimistas son considerados más simpáticos, atractivos y afables en comparación con los pesimistas. Tienen redes de relaciones sociales más amplias y gozan de un mayor apoyo social.[205] En las etapas tardías de la vida, el optimismo predice una mayor defensa contra la soledad y todas las consecuencias negativas que el aislamiento puede tener para la salud.[206]

En general, los optimistas son menos propensos a rendirse ante los problemas de salud. Tienden a replantearse las situaciones como retos, en vez de como amenazas, y adoptan hábitos más saludables para asegurarse un futuro mejor. Tienen objetivos y la confianza necesaria para alcanzarlos, lo que refuerza su capacidad para combatir la enfermedad.

Sin embargo, es preciso hacer una advertencia. El optimismo puede ser un estado de ánimo más sano y un acicate para alcanzar nuestras metas, pero si es poco realista puede hacer que cometamos imprudencias. Si adoptamos estilos atributivos que nos lleven a considerar los fracasos como casos aislados y temporales de los que no tenemos culpa, quizá no aprendamos de nuestros errores. Y si no aprendemos de nuestros errores es probable que volvamos a cometerlos. Si creemos que los riesgos para la salud no nos afectan, tal vez llevemos un estilo de vida poco saludable. Debemos tratar de ser más optimistas, pero también atemperar esta mentalidad con un cierto grado de realismo.

Aconsejo compaginar las perspectivas positivas con una previsión y planificación razonables. Una técnica que se ha demostrado eficaz es el *contraste mental*, que combina ejercicios para la motivación, la planificación y la ejecución.[207] Se denomina contraste porque consiste en visualizar la consecución del resultado deseado en contraste con los obstáculos que se interponen en el camino. Antes de poder esforzarnos por conseguir objetivos, hemos de pensar que son alcanzables. Como defienden muchos psicólogos deportivos, visualizar o imaginar que llegamos a una meta estimula la motivación para perseguir ese objetivo. Cuanto más específico sea el objetivo, mejor, pues de ese modo añadimos indicadores de resultados tangibles para determinar si estamos avanzando en la buena dirección. Sin embargo, no basta con desear un objetivo futuro. Eso sería esperanza, que no es una buena estrategia para alcanzar el éxito. Como sostiene la psicóloga Gabrielle Oettingen, el pensamiento ilusorio conduce a la inercia.[208] También hay que pensar en los obstáculos futuros y en cómo superarlos.

Oettingen ha desarrollado una técnica llamada WOOP que se sirve del contraste mental para alcanzar objetivos.[209] WOOP son las siglas en inglés de Deseo, Resultado, Obstáculos y Plan. Empieza identificando lo que «deseas» con el mayor detalle posible. No deben ser vaguedades, como «Quiero adelgazar», sino objetivos concretos: «Quiero perder cinco kilos». Los objetivos concretos son más tangibles y alcanzables, y proporcionan un criterio cuantificable para medir el progreso. A continuación, imagínate el «resultado» de perder cinco kilos. Visualiza cómo te subes a la báscula y lo bien que te sientes al ver que has perdido ese peso. El deseo y el resultado son necesarios para motivarte a cambiar tu estilo de vida. Sin embargo, necesitas una estrategia. ¿Qué son los «obstáculos»? Quizá: «No tengo tiempo para prepararme comida fresca. Comprar alimentos procesados es más fácil». Piensa en estos obstáculos y en los planes que puedes seguir para superarlos: «No compres pasteles. Pon fuera de tu vista todas las tentaciones. Come más fruta y verdura fresca. Aprende a cocinar platos sencillos y nutritivos», etcétera.

Seguir una estrategia de contraste mental como WOOP probablemente nos funcionará mucho mejor que el mero deseo de cambiar. En un estudio realizado con más de diez mil mujeres alemanas que deseaban comer más fruta y verdura fresca, se instruyó a dos grupos sobre los beneficios de seguir una dieta más sana, mientras que a otro se le enseñó la técnica WOOP.[210] Para la visualización positiva, se les dijo que pensaran en los buenos resultados que obtendrían si comiesen más frutas y verdura fresca. Pero ¿cuáles son los obstáculos? Tal vez sea complicado tener al alcance un suministro regular de productos frescos. O tal vez nos guste cenar *pizza* una vez a la semana. Prevenidas sobre los posibles obstáculos, pudieron hacer planes de contingencia: «En ese caso, tendré que unirme a una cooperativa alimentaria o suscribirme a un servicio de reparto a domicilio semanal especializado en productos frescos. Limitaré mi noche de *pizza* a una cada quince días durante los dos primeros meses, y después a una al mes». El otro grupo siguió su rutina normal sin el plan de contingencia.

Al principio no había diferencias entre los dos grupos en cuanto a la alimentación sana. Sin embargo, a los cuatro meses empezaron a divergir, ya que el grupo de la rutina normal comía menos productos frescos; a los dos años habían vuelto a sus hábitos alimentarios iniciales. El grupo WOOP, por su parte, había mantenido una alimentación más sana. Ser optimistas está muy bien, pero también hay que tomar medidas para llevar una vida más sana.

En esta lección hemos aprendido que las distintas facetas de nuestra vida despiertan diferentes expectativas para el futuro, y aunque cada cual está predispuesto a pensar tanto de forma optimista como pesimista, todos podemos aprender a ser más positivos. Hemos repasado las ventajas de pensar de manera positiva y los problemas que plantean los sesgos negativos. Ambos nos ayudan, siempre y cuando no se lleven al extremo. Es útil prestar atención a las señales de advertencia, pero la negatividad no debe dominar nuestro pensamiento. Es mejor ser optimistas por motivos de salud y felicidad, pero debemos ejercer cierto grado de cautela para no ser imprudentes. Identificar los estilos atributivos y pensar de modo menos egocéntrico son soluciones para ser más optimistas. Otra es imaginar un futuro mejor para nosotros y planificar las acciones necesarias para alcanzarlo. En la siguiente lección destacaremos un importante escollo para ser más felices, que es lo que le ocurre a nuestra mente cuando estamos inactivos o no nos dedicamos activamente a alguna tarea. En ese momento la mente no está concentrada y los sesgos negativos pueden dominar nuestros pensamientos. Sin embargo, con las estrategias que hemos aprendido seremos capaces de retomar el control de nuestra atención.

Ejercicios para la felicidad

- ✓ **Imagina el mejor futuro posible para ti.** Distánciate de tu situación actual e imagina tu situación ideal dentro de cinco años. Escribe cómo podría ser.
- ✓ **Recuerda que las noticias tienden a ser negativas.** Limita la cantidad de noticias que consumes. Comprueba en tu teléfono cuánto tiempo dedicas a las redes sociales o a las aplicaciones de noticias e intenta reducirlo. Recuerda que nuestra atención se dirige automáticamente hacia lo negativo.
- ✓ **Persevera en el perdón.** La próxima vez que te portes mal con alguien que te importa, recuerda que serán necesarios muchos intentos para reparar el daño. Persevera en tus esfuerzos, en vez de pensar que la otra persona está siendo poco razonable. Procura ser más indulgente y estar más dispuesto a enmendar tus errores.
- ✓ **No juzgues a las personas por su apariencia.** Siempre que estés a punto de juzgar a alguien, párate un momento a considerar razones alternativas para sus actos, en vez de extraer conclusiones precipitadas. Esto no solo te hará más razonable, sino que el acto de interpretar a los demás te volverá más compasivo y positivo.
- ✓ **Practica el optimismo adquirido.** Si sufres un contratiempo que te causa angustia, prueba la técnica ABCDE para replantearte la situación de manera más positiva.
- ✓ **Utiliza la técnica de contraste mental WOOP para alcanzar objetivos.** Haz planes positivos para el futuro y compagínalos con medidas pragmáticas para garantizar que se produzca el cambio.

LECCIÓN QUINTA:
CONTROLA TU ATENCIÓN

Cada noche, nuestros sueños abren una ventana a nuestra mente inconsciente con una corriente de pensamientos e imágenes que fluyen con libertad. Una idea fugaz provoca otra sin necesidad de lógica alguna. Este caos es lo que hace que los sueños sean maravillosos, terroríficos o asombrosos: visiones que escapan a la realidad. Sin embargo, hay un aspecto del sueño que es constante. Puede que no te acuerdes de qué soñaste anoche, pero me apuesto hasta mi último dólar a que aparecías en el sueño. Al margen de si este fue agradable o desagradable, o una de esas esperpénticas fantasías en las que nada tiene sentido, no dejaste de ser el protagonista de tu propio espectáculo de medianoche. Puede parecer obvio, pero merece la pena señalar que no soñamos con acontecimientos en los que no estemos envueltos. Aunque en el sueño observemos a otras personas u otros sucesos, seguimos siendo nosotros los que observamos. Es imposible imaginar cómo sería un sueño sin el yo observador.

Este yo egocéntrico que ocupa nuestros sueños también está presente durante la mayor parte de nuestra vida mental despierta. En la vigilia nos pasamos bastante tiempo soñando, sobre todo cuando no estamos concentrados del todo en una tarea. Este tipo de ensoñación se parece más a una divagación que a las caóticas y vívidas imágenes de los espectáculos nocturnos. Aunque en esas divagaciones puede haber recuerdos gratos o esperanzas llenas de ilusión, como descubriremos, a menudo hacen que nos centremos en los pensamientos negativos y en preocupaciones que no parecen tener solución.

En esta lección voy a ocuparme de la preocupación por nosotros mismos o nuestros problemas cuando dejamos que la mente divague. Hablaremos de cómo la consciencia debe concentrarse cuando trabajamos en tareas que así lo requieren, pero también de cómo se desvía con facilidad hacia el ensimismamiento y la rumiación cuando no hay nada que atrape nuestra atención. Cuando no estamos ocupados con alguna tarea, nos pasamos el tiempo viajando a nuestra imaginación.

Veremos que el ser humano se pasa la vida imaginando futuros posibles. Los que estamos ansiosos o somos infelices quizá nos preocupemos constantemente por problemas sin resolver. A veces esto se manifiesta en un monólogo interno, en una voz incesante dentro de nuestra cabeza que nos habla de lo problemática que es nuestra vida y de lo incompetentes que somos en comparación con los demás. Rumiamos sobre el pasado o nos preocupamos por los problemas que puedan surgir en el futuro. Sacamos de quicio cualquier pequeño problema y, al hacerlo, saboteamos una y otra vez nuestros esfuerzos por alcanzar la felicidad. Cuando somos infelices, nos vemos condenados a seguir volcando nuestros pensamientos hacia dentro, hacia nuestras insuficiencias. Podemos ser optimistas cuando se nos pide que pensemos en nuestro futuro lejano, como señalamos en la lección anterior, pero tendemos a ser más negativos cuando acecha un problema que necesita una solución a corto plazo.

Por mucho que intentemos mantenernos concentrados, nuestra mente divagará. Hablamos de «hilos de pensamiento» como si las ideas se sucedieran en un continuo, pero, como señaló el filósofo William James, nuestra experiencia subjetiva de la consciencia tiene un carácter más líquido.[211] Por su naturaleza dinámica, la consciencia fluirá sin rumbo y a veces se retorcerá y se inquietará como un niño impaciente. Incluso mientras lees este libro, tu mente vagará a veces por otras partes. Estamos inmersos en una batalla constante con todo lo que compite por llamar nuestra atención. Cabría pensar que, en una situación anodina, sin nada que llame nuestra atención, podríamos divagar menos, pero lo cierto es que ocurre lo contrario, como bien sabrás.[212] Siempre que nos aburrimos, nuestra mente divaga. Y, cuando eso sucede, los pensamientos negativos se inmiscuyen fácilmente en nuestra corriente de consciencia y afectan a nuestra felicidad.

¿Por qué es tan común divagar y cuál es su finalidad? ¿Por qué rumiamos? Al fin y al cabo, la actividad cerebral es metabólicamente costosa, por lo que no habríamos desarrollado la divagación a menos que cumpliera alguna función. Las respuestas residen en el modo en que nuestra mente se imagina a sí misma en situaciones anteriores, presentes y futuras mediante la activación de los circuitos cerebrales que nos sirven de plataforma para pensar en nosotros mismos y en los problemas a los que nos enfrentamos. Una vez que somos conscientes de nuestros problemas, nos concentramos en ellos para intentar resolverlos, y ahí radica el origen de nuestra preocupación e infelicidad. Si tendemos a considerar problemática nuestra vida, como sin duda hacemos con los distintos sesgos de negatividad que analizamos en la lección anterior, y nos dejamos llevar, corremos el riesgo de preocuparnos por los pensamientos negativos. Aquí aprenderemos por qué ocurre esto y qué podemos hacer para calmar nuestra mente cuando se desvía hacia el pensamiento negativo. Por último, veremos y practicaremos algunas técnicas para alejar a nuestro yo egocéntrico de una preocupación excesiva, de modo que podamos sentirnos más tranquilos y felices.

Viajeros en el tiempo

De adultos, a muchos nos cuesta permanecer en el momento presente si no estamos concentrados en una tarea, debido a nuestra involuntaria tendencia a divagar cuando estamos aburridos.[213] Los niños también divagan cuando se aburren, pero, a diferencia de los adultos, no tienden a viajar mentalmente en el tiempo, ya sea al pasado o al futuro. Solo se distraen con facilidad con lo que esté ocurriendo en cada momento. De hecho, a la mayoría de los niños de corta edad les cuesta bastante pensar en el pasado y el futuro.[214] Cuando se les pregunta qué hicieron «ayer» y qué harán «mañana», dos tercios de los niños de cuatro y cinco años dan una respuesta verosímil, pero solo un tercio de los niños de tres años son capaces de responder correctamente.[215] Cuando se pide a niños de cinco y seis años que piensen en el pasado y el futuro, pueden hacerlo, pero no de forma espontánea, sino solo para responder a las indicaciones del adulto que los entrevista.[216] En un estudio sobre los viajes en el tiempo mentales y espontáneos, niños de seis y siete años y de nueve y diez, además de adolescentes y adultos, debían hacer un dibujo y, cada vez que sonara una campanita en el ordenador, decir lo que tuviesen en la cabeza en ese momento y si correspondía al pasado, al presente o al futuro. Aunque la mente de todos divagaba alrededor de un tercio de las ocasiones en que se les preguntó, solo los adultos mostraron una tendencia a pensar sobre todo en el futuro.[217]

Tal vez los niños de corta edad no piensen tanto en el futuro porque les faltan la experiencia y el conocimiento para imaginarlo, pero sí pueden soñar con ser mayores, en especial a medida que cobran consciencia de las libertades de las que disfrutan los adultos. «Cuando sea mayor...», suelen decir los niños para referirse a su aspiración a los privilegios de los mayores. Pero, tal y como descubre Josh Baskin, el niño-adulto que interpreta Tom Hanks en la película de fantasía *Big*, de 1988, donde por arte de magia un niño de doce años se transforma de la noche a la mañana en un treintañero, la edad adulta viene acompañada de mucha ansiedad y preocupaciones.

Con el paso de los años, dedicamos cada vez más tiempo a pensar en el pasado y el futuro. Gran parte del esfuerzo que hacemos en el presente tiene como objetivo nuestra felicidad posterior. Como dijo Aristóteles, la mayoría de nuestras actividades y pensamientos están al servicio del principio hedónico de buscar la felicidad como meta última. La educación, los exámenes, la formación profesional, los trabajos, las relaciones: todo es aprovisionamiento para el futuro, pero la vida mental no siempre ha estado tan centrada en el futuro como en la actualidad. En nuestro pasado remoto como cazadores-recolectores vivíamos sobre todo al día, con escasas provisiones y planificación a largo plazo. Como muchos otros animales, nos limitábamos a seguir la migración de los rebaños o volvíamos a las tierras conocidas, donde cabía esperar que madurasen los frutos y las bayas en distintas épocas del año. La existencia se reducía en gran medida a subsistir, ligada a los cambiantes patrones naturales que nos rodeaban. Con el invento de la agricultura hace unos doce mil años, pudimos controlar la naturaleza y las estaciones. Fuimos capaces de cambiar artificialmente los patrones naturales en nuestro beneficio, pero a expensas de asentarnos y hacer planes con vistas a un período más extenso. Empezamos a criar animales, a plantar cultivos y a establecer comunidades en las que la planificación era primordial para la supervivencia. Estas comunidades no podían desarraigarse y trasladarse a nuevos cotos de caza, sino que debían sentar las bases para el largo plazo: había que cuidar los cultivos y los rebaños. Era preciso planificar la siembra y la cosecha, construir recintos para los animales y mantenerlos. Para que la agricultura y la ganadería prosperaran, era necesario pensar en el futuro.

Hacer planes fue posible porque el cerebro había evolucionado como una máquina predictiva. Utilizamos las experiencias pasadas y la información sobre nuestro estado actual para predecir el futuro, lo que nos permite aumentar la probabilidad de conseguir los resultados deseados y, al mismo tiempo, evitar futuras adversidades o prepararnos para ellas. Sin embargo, esperar tales resultados es estresante debido a la incertidumbre y la imprevisibilidad. Como ya hemos visto en lecciones anteriores, cuando nos vemos obligados a esperar un resultado incierto, experimentamos una pérdida de control y entramos en un agudizado estado de preparación para la reacción de lucha o huida, que, como sabemos, afecta negativamente a la salud. Sin embargo, si respecto a la incertidumbre de nuestras circunstancias ponemos en marcha un plan de acción, adoptaremos una conducta de afrontamiento, un estado más resiliente desde el punto de vista psicológico que la desesperanza, la preocupación o el miedo por el futuro.

Aunque hoy en día somos muy pocos los que cultivamos la tierra para sobrevivir, todos tenemos aún mucho de qué preocuparnos a la hora de predecir el futuro. La inquietud en torno a nuestro trabajo, el coste de la vida, el cambio climático, el riesgo de quedarnos sin un techo, los tipos de interés, los recortes de personal, las enfermedades, las facturas, los conflictos y las relaciones activan nuestra atribulada mente y todas las estrategias de afrontamiento asociadas para recuperar el control. Basta con eso para que queramos volver a ser un niño egocéntrico que vive el momento.

Pensamientos ociosos

Antes de la era moderna, el trabajo cotidiano de la mayoría de la gente era incesante y laborioso. En los tiempos preindustriales, cuidar de uno mismo y de la familia ocupaba gran parte de la jornada, ya que no existían las comodidades de la vida moderna. La preparación de la comida y las tareas domésticas dejaban poco margen para otros pasatiempos. La caza, la cosecha, la atención a los cultivos, el arado y la siembra, el lavado y el remiendo de la ropa, el cuidado del ganado y el mantenimiento de la casa requerían la contribución de todos, incluidos los niños. En resumen, estábamos preocupados por sobrevivir, sin más. La vida giraba en torno a la salida y la puesta del sol, ya que por la noche no se podía hacer gran cosa, y la gente se acostaba temprano y se despertaba al amanecer para ponerse a trabajar.

La mayoría trabajábamos más tiempo y de manera más física, hasta que los avances tecnológicos empezaron a facilitarnos las tareas. La rueda, el arado, los fertilizantes y el comercio financiero son solo algunos de los inventos humanos que permitieron la revolución agrícola. Las máquinas nos hacían la vida más fácil. La agricultura aumentaba la productividad y el capitalismo proporcionaba un incentivo constante para seguir trabajando y ampliar nuestra actividad más allá de la autosuficiencia. En Occidente, los trabajadores se trasladaron a las fábricas y hacían largos turnos para impulsar la Revolución industrial. Sin embargo, en el siglo XIX, los avances tecnológicos que nos ahorraban trabajo también dieron lugar a una «revolución del ocio», ya que los trabajadores tenían más tiempo libre.[218] La iluminación artificial alargó los días, por lo que la gente disponía de más horas para estar activa en vez de irse a la cama. Se reservaba un tiempo para la contemplación, sobre todo para la devoción religiosa, pero eso no era nada en comparación con el tiempo del que ahora se disponía. En Occidente, la semana laboral media se redujo de entre sesenta y setenta horas semanales en 1870 a la actual, de entre treinta y cuarenta. También disfrutamos de más vacaciones ahora que hace ciento cincuenta años.[219]

Cuando no estamos trabajando para obtener ingresos, dedicamos ese tiempo a diversas tareas, como el mantenimiento del hogar, la preparación de la comida, la alimentación, los desplazamientos y, por último, el ocio. Hoy en día, tenemos más tiempo que nunca para el esparcimiento gracias a los avances tecnológicos. Y, sin embargo, la mayoría nos quejamos de que seguimos demasiado ocupados. ¿Cuántas veces le hemos preguntado a alguien qué tal le iba y nos ha respondido: «Estoy muy liado»? Estamos ocupados, pero no somos necesariamente productivos. En un influyente estudio de los psicólogos Matt Killingsworth y Dan Gilbert[220] se contactó al azar con quince mil personas durante el día a través de una aplicación en su iPhone y se les hizo una serie de preguntas, entre ellas:

¿Qué estás haciendo ahora?
¿Estás pensando en otra cosa distinta a la que estás haciendo?
¿Cómo te sientes, en una escala de muy mal a muy bien?

También se les preguntó si lo que estaban pensando era agradable, neutro o negativo.

Casi la mitad de las veces, los participantes estaban pensando en algo distinto a lo que estaban haciendo. Era más frecuente que se divagara durante las tareas de acicalamiento, como ducharse o cepillarse los dientes (alrededor del 65 por ciento de los encuestados), pero también cerca del 50 por ciento de las veces en las que se suponía que debían estar concentrados en el trabajo. La única actividad en la que no se divagaba tanto eran las relaciones sexuales: solo el 10 por ciento de las respuestas (cabe decir que aun así son demasiadas). Aunque esto último plantea una pregunta: «¿Quién responde a una encuesta mientras mantiene relaciones sexuales, o inmediatamente después?».

Este y otros estudios similares de muestreo también han revelado que la divagación ocupa una gran parte de la vigilia.[221] Si bien la gente era más propensa a divagar sobre temas agradables (42,5 por ciento de las muestras) que sobre temas desagradables (26,5 por ciento) o neutros (31 por ciento), no eran más felices pensando en temas agradables que cuando no divagaban. En cambio, cuando divagaban sobre temas desagradables o neutros se sentían considerablemente menos felices que cuando no divagaban. Este hallazgo llevó a Killingsworth y Gilbert a la siguiente conclusión: «Una mente que divaga es una mente infeliz». Este estudio respalda el sesgo de negatividad, identificado en la lección anterior, que se produce cuando no estamos concentrados en una tarea. ¿Se debe esto a que las personas divagamos cuando estamos experimentando cierta infelicidad, en busca de algo mejor? Esta interpretación concordaría con los estudios que demuestran que inducir en el laboratorio un estado de ánimo negativo aumenta la divagación.[222] Sin embargo, en la vida real la respuesta parece ser la contraria. Cuando Killingsworth y Gilbert analizaron los casos de su muestreo aleatorio en los que la divagación y la felicidad iban casi de la mano, descubrieron que era más probable que la divagación se produjera antes del episodio de infelicidad, no después. Dicho de otro modo: nos ponemos más tristes cuando nuestra mente empieza a divagar.

Cuando nuestra mente divaga, entra en acción un circuito cerebral denominado *red neuronal por defecto*.[223] Este circuito se descubrió con la obtención de imágenes cerebrales, cuando los investigadores midieron el nivel de actividad de las distintas regiones cerebrales durante tareas concretas. Se suponía que las diferentes partes del cerebro estaban especializadas en funciones mentales específicas. Para medirlas, los sujetos realizaban varias tareas que se creía que aprovechaban estas funciones, con el fin de comprobar si aumentaba el flujo sanguíneo en esas regiones concretas a medida que los individuos se esforzaban más por resolver la tarea. Para calcular las alteraciones en el flujo sanguíneo, los investigadores compararon la actividad cerebral en el transcurso de la tarea con un período de reposo, cuando presumiblemente no se realizaba ningún esfuerzo en esa labor. Se pidió a los participantes que no pensaran en nada durante los períodos de reposo. Lo que descubrieron, y desde entonces se ha comprobado muchas veces en otros estudios, es que, durante el período de reposo o cuando se le dice al participante que no piense en nada, entra en acción una red de regiones cerebrales en las que intervienen la *corteza prefrontal*, el *cíngulo posterior* y el *giro angular*. Se denominó red neuronal por defecto (RND) porque era el estado de reposo por defecto del cerebro cuando no se estaba realizando ninguna tarea.

Es en la RND y, concretamente, en la corteza prefrontal medial (CPFm) donde almacenamos las representaciones neuronales de nosotros mismos. Si se nos pide que pensemos en nosotros, o en algún recuerdo autobiográfico, se activa la CPFm.[224] Lo llamativo es que esta no se activa solamente cuando pensamos en nosotros, sino también en los demás.[225] Cuando nuestra mente divaga, estamos pensando en nosotros y en nuestra relación con los demás, y esto tiende a la infelicidad, posiblemente a causa de la comparación o la competición, como explicamos en la tercera lección.

Desde su descubrimiento, la RND ha sido objeto de numerosas investigaciones por el papel que desempeña en la felicidad. Las personas con depresión grave muestran un aumento de la conectividad funcional en la RND, lo que se asocia con una excesiva rumia sobre su vida.[226] Algunos pasamos una desmesurada cantidad de tiempo preocupándonos. Como dijo con ingenio Mark Twain: «Mi vida ha estado llena de tragedias, muchas de las cuales nunca sucedieron». La estructura y la función de la RND también se ven alteradas en las personas aisladas, cuya representación neuronal de sí mismas es más «solitaria», lo que distorsiona la representación neuronal interna de los demás.[227] Nos volvemos desdichados mediante la sobreactivación de la RND, pero hay formas de combatir la divagación, sobre todo cuando se desvía hacia lo negativo.

Disfruta del aire libre

El número de excursionistas, senderistas y visitantes a los parques nacionales y rurales indica que a muchos de nosotros nos gusta pasear por parajes naturales. El ser humano tiene una filiación positiva con la naturaleza, heredada de nuestra historia evolutiva, conocida como *hipótesis de la biofilia*.[228] La palabra *biofilia* proviene de los términos griegos *bio* (vida) y *philia* (amor).

La mayoría preferimos estar en entornos naturales porque el mundo arquitectónico moderno no encaja con un cerebro que evolucionó en las sabanas africanas. En un estudio por muestreo aleatorio se preguntó a veinte mil personas (con el método del *smartphone* explicado antes) lo felices que eran, y después se cruzaron sus respuestas con sus ubicaciones GPS. En los pueblos, ciudades y zonas rurales del Reino Unido, la gente era considerablemente más feliz al aire libre, en cualquier tipo de hábitat verde o natural, que en los entornos urbanos.[229] El contacto con la naturaleza también se vincula con una mayor sensación de compenetración, lo cual es importante para el bienestar, como veremos con más detalle en la sexta lección.[230] Un reciente metaanálisis de 49 estudios determinó que el efecto, entre mediano y alto, del contacto con los entornos naturales contribuía en la misma medida al aumento del ánimo positivo que a la mitigación del negativo.[231] ¿Por qué la naturaleza es tan beneficiosa para el bienestar psicológico?[232]

Al encontrarnos en la naturaleza se producen dos cambios concretos en los mecanismos cerebrales, uno relativo a nuestra reacción al estrés y el otro a la divagación. Como señalamos antes, el estrés activa los sistemas fisiológicos de reacción a la amenaza —como el aumento de la frecuencia cardíaca y la presión arterial, así como la liberación de cortisol, la hormona del estrés—, pero estos efectos se reducen cuando nos encontramos en entornos naturales, como, por ejemplo, un bosque.[233] En comparación con los entornos urbanos, la naturaleza parece reforzar nuestra capacidad para recuperarnos de las experiencias estresantes al activar el sistema parasimpático y contrarrestar así la reacción de lucha o huida relacionada con el miedo.[234] El miedo activa la amígdala, aunque no seamos explícitamente conscientes de la presencia de una amenaza.[235] Podemos tener implícitamente un presentimiento y estar tensos, con nuestro cerebro en alerta en busca de posibles peligros. Vivir en una gran ciudad aumenta esta desconfianza, lo que, con el tiempo, repercute en nuestra forma de afrontar las amenazas. En un destacado estudio con imágenes cerebrales, tres grupos de participantes alemanes —habitantes urbanos, personas que habían vivido en el campo y ahora lo hacían en la ciudad, y habitantes rurales— fueron sometidos a circunstancias estresantes en las que debían resolver problemas aritméticos ante comentarios de desaprobación de los examinadores.[236] Los que vivían en grandes ciudades presentaron una mayor actividad de la amígdala que los demás grupos. Los que habían crecido en un entorno rural pero ahora vivían en la ciudad presentaron la activación de una red que regula la amígdala, las emociones negativas y las reacciones al estrés, lo que indica que sus primeros años de vida en el campo les habían conferido resiliencia. Sin embargo, no todo está perdido para los habitantes de las ciudades, ya que un estudio en el que participaron personas residentes en Berlín demostró que bastaba caminar una hora por la naturaleza para desactivar la amígdala.[237] Para que sea un contacto óptimo, un estudio a gran escala con cerca de veinte mil adultos reveló que dos horas semanales en espacios naturales, ya sean seguidas o repartidas en varios días, son suficientes para mejorar considerablemente los autoinformes sobre salud y bienestar.[238] Más de dos horas apenas incrementaron los beneficios. No obstante, cabe señalar que pasear por la naturaleza solo beneficia a quienes lo hacen motivados; obligar a alguien a visitar el campo no sirve de nada e incluso puede resultar contraproducente.[239]

Se ha demostrado que pasear por la naturaleza no solo desactiva la amígdala, sino también un segundo mecanismo neuronal relacionado con la felicidad: la región de la CPFm de la RND.[240] Esta desactivación está asociada con una menor divagación. Un paseo por la naturaleza reduce la actividad de la RND más que un paseo urbano.[241] Los entornos naturales restauran nuestra capacidad de concentrarnos, como demostró el mejor desempeño de los participantes en unas tareas de laboratorio basadas en el empleo de las funciones ejecutivas de los lóbulos frontales del cerebro tras un período en la naturaleza.[242] Como habitantes de las ciudades, nuestra mente divaga porque estamos muy familiarizados con los entornos urbanos. ¿Te has dado cuenta de que, en tus desplazamientos diarios, sueles olvidar la mayor parte del trayecto? Divagar es muy común mientras se conduce por las monótonas autopistas, donde los conductores declaran estar pensando en otras cosas durante el 70 por ciento del tiempo.[243] El carácter rutinario de los viajes y tareas que nos sabemos de memoria, sobre todo en los entornos familiares, nos lleva a la distracción interna mientras nuestra mente va por libre.

Si te das cuenta de que estás rumiando mientras caminas por un entorno urbano, entonces intenta ser más consciente de lo que te rodea. Incluso en la ciudad, esto te ayudará a combatir los pensamientos negativos. El *mindfulness* es la práctica de seleccionar e intensificar nuestra atención hacia aspectos de nuestro entorno a los que nos hemos acostumbrado. Podrías centrarte en la colocación de los pies al andar, pero yo prefiero prestar atención al entorno, levantar la mirada y descubrir características singulares de los edificios en las que no había reparado antes. O puedes tomarte un descanso de la música del *smartphone* y dejar de aislarte de los sonidos de la ciudad, como hace la mayoría de la gente en sus desplazamientos, para fijarte en cómo van cambiando los paisajes sonoros al moverte. Intenta tomar un camino distinto a casa, o explorar algún lugar en el que no hayas estado antes. Una de las razones por las que disfrutamos visitando otras culturas es que vemos y oímos cosas distintas, pero podemos encontrar nuevas experiencias en casa, o cerca, si prestamos atención.

Focos de atención

Nuestra mente divaga cuando nuestra atención se desvía de una tarea, porque el cerebro solo puede procesar una cantidad de información finita procedente de fuentes internas y externas. A veces podemos controlar nuestra atención con un esfuerzo voluntario; por ejemplo, cuando escuchamos lo que dice alguien en un salón ruidoso, podemos concentrarnos en sus palabras tratando de ignorar los demás sonidos para que no nos distraigan. En general, sin embargo, la atención es como un foco ajustable que puede tener un haz puntual o difuso (fig. 5.1).

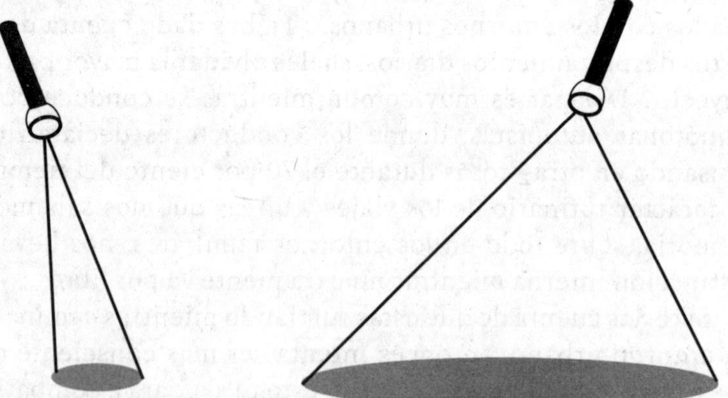

Fig. 5.1. La atención como un haz de luz puntual o difusa.

Cuando el haz es puntual, contamos con una mayor resolución para captar cualquier detalle. Cuando el haz es general, la resolución es menor, pero disponemos de un rango más amplio al que prestar atención (todo lo que quede fuera del haz pasa desapercibido). No obstante, cuando nuestra atención está muy repartida puede distraerse con facilidad. Solo hay un foco de atención, y, aunque pensemos que podemos prestar la misma atención a más de una cosa a la vez, en realidad no somos multitarea. Pensamos que podemos hacer varias cosas a la vez porque tenemos la capacidad de mover el foco rápidamente.

La mayoría de las veces, la corriente de consciencia que cada uno experimentamos suele procurarnos una sensación de control, haciéndonos creer que nuestro yo decide la dirección de nuestro pensamiento: «Es una idea interesante, creo que voy a detenerme en ella un momento». Sin embargo, en ocasiones nos sentimos abrumados por una situación que exige toda nuestra atención; recuerdo lo estresado que llegué a estar en mi primer trabajo mientras intentaba servir a los clientes que no dejaban de pedir bebidas en un bar abarrotado. (Con el tiempo aprendí el oficio y estuve mejor preparado para afrontarlo, pero sigo solidarizándome con quienes trabajan en un bar y se ven sobrepasados por la situación.)

En las situaciones exigentes, el haz del foco salta de un lado a otro mientras intenta enfocar las distintas exigencias en conflicto. Y, cuando perdemos esa sensación de control, parece como si un agente externo hubiera secuestrado nuestra mente. Esto nos causa desconcierto en los momentos de estrés extremo, cuando ya no nos vemos capaces de organizar y controlar nuestros pensamientos. En una situación compleja, ante alternativas que requieren una cuidadosa consideración, podemos padecer ansiedad. Por ejemplo, conducir por una ciudad que no conocemos, donde hay muchas señales y rutas distintas que tener en cuenta, es más estresante que seguir el trayecto habitual, donde las opciones son más reducidas. Sentirnos agobiados por el exceso de alternativas explica la tiranía de la abundancia de la que hablamos en la tercera lección, según la cual un mayor número de opciones genera indecisión e infelicidad.

Hay situaciones en las que nos vemos automáticamente impulsados hacia pensamientos que nos distraen o que interfieren en nuestra búsqueda de soluciones. En un día ajetreado, cuando muchas cosas compiten por nuestra atención, debemos ignorar las distracciones para poder avanzar en nuestro pensamiento constructivo. El problema de ignorar o inhibir un pensamiento o idea no deseados es que se crea un efecto rebote, llamado *supresión del pensamiento irónico*, que es la pesadilla de la rumia y el pensamiento negativo.[244] El pensamiento es «irónico» porque, por mucho que queramos evitarlo, es el que domina nuestra mente. Aunque consigamos inhibirlo, vuelve posteriormente con más fuerza, a menudo cuando menos lo esperamos.

Para demostrar la supresión del pensamiento irónico, quiero que pruebes el siguiente ejemplo de control mental. Primero vas a examinar por un instante los contenidos de tu mente. Esto se llama *introspección*: dirigimos nuestro foco de atención hacia dentro e inspeccionamos la naturaleza de nuestros pensamientos. Pero antes de comenzar debes saber que hay una regla, y es que puedes pensar lo que quieras, con una excepción: no debes pensar en un oso polar blanco. Recuerda: lo que sea, menos el oso blanco. Prueba ahora.

Si eres como la mayoría de las personas a las que se plantea esta tarea, a los treinta segundos de haberte dicho que no pensaras en el oso, ha sido precisamente eso lo que te ha venido a la cabeza.[245]

Con frecuencia nos atormentan pensamientos no deseados que tratamos de ignorar. Cuando estamos en vela por la noche, incapaces de dormir, nos ponemos a dar vueltas intentando no pensar en las cosas que nos quitan el sueño. El psicólogo Dan Wegner explicaba que los pensamientos irónicos son consecuencia de nuestros intentos de controlar los pensamientos intrusivos. El mismo intento de inhibir un pensamiento no deseado fortalece su representación en la mente, porque ha caído bajo el haz luminoso de la atención. Si después nos esforzamos en ignorar este pensamiento, en vigilar nuestro hilo de pensamientos para comprobar que no ha reaparecido, aumenta la probabilidad de que vuelva a entrar en nuestra consciencia.

Según Wegner, el término *divagación* no es adecuado, ya que transmite la idea de un deambular despreocupado por los contenidos de nuestra mente, en lugar de una batalla constante. Como él decía: «La mente divaga no solo lejos de donde la dirigimos, sino también hacia lo que le prohibimos explorar».[246] Los pensamientos intrusivos perturban nuestra concentración y nos arrastran a lugares oscuros que, cuanto más intentamos ignorar, con más fuerza tiran de nosotros. ¿Qué podemos hacer para controlar esta mente traviesa y desobediente?

La meditación *mindfulness*

Veamos si podemos aprovechar el autoexamen mental. Si te aquejan pensamientos intrusivos, la meditación puede ser una solución a tu problema. La meditación se ha convertido en un elemento habitual de los programas de bienestar por sus beneficios para aliviar el estrés psicológico.[247] Hay distintas formas de meditación, pero en todas se lleva a cabo una introspección y un control mental. La introspección consiste en volver la atención hacia dentro, hacia los contenidos de la mente. El control mental se refiere a dirigir el foco de atención. Una forma de alcanzar el control mental es dirigir a propósito la atención hacia otro lugar diferente del que emanen nuestros pensamientos. Pueden ser experiencias sensoriales, como lo que sentimos en el cuerpo, el modo de respirar o los sonidos lejanos de nuestro entorno. Algunos tipos de meditación consisten en corear o recitar un mantra, una frase o un sonido que cope los recursos atencionales de nuestra mente. Como solo hay un foco, no podemos estar concentrados en dos pensamientos a la vez. Si somos capaces de controlar hacia dónde se dirige nuestro foco de atención, evitaremos que los pensamientos intrusivos secuestren nuestra mente.

Hay una técnica que compagina el foco de atención con los efectos calmantes de la meditación. La ya citada meditación *mindfulness*, o consciencia plena, dirige la atención hacia el momento presente. Como señalamos antes, para combatir la divagación podemos dar paseos conscientes por la naturaleza centrándonos en aspectos en los que antes no hayamos reparado. Cuando se combina con la meditación, la consciencia plena centra la atención en el aquí y ahora junto con la relajación y la respiración profunda para alcanzar la calma. Dada la traviesa naturaleza de los pensamientos intrusivos, sobre todo los amenazantes o negativos, la meditación *mindfulness* guiada es probablemente la manera más fácil de lograr el control mental. Con la meditación guiada, escuchamos y respondemos a las instrucciones de un guía que nos dice cuándo y dónde dirigir nuestra atención. Por ejemplo, una meditación guiada podría consistir en las siguientes instrucciones: «Cierra los ojos y concéntrate en la respiración... Ahora mueve tu foco de atención alrededor del cuerpo, empezando por las plantas de los pies y después subiendo poco a poco por el cuerpo, como un escáner... Si te vienen a la cabeza pensamientos intrusivos, no intentes dejar de pensar en ellos... Identifícalos y reconócelos... No los juzgues ni los tomes en consideración, simplemente repara en su presencia... Imagina que son nubes y después visualiza cómo se alejan flotando... Observa cómo desaparecen a lo lejos... Ahora vuelve a concentrarte en la respiración». El objetivo es guiar con delicadeza nuestra atención hacia la respiración u otras experiencias sensoriales, en vez de centrarnos en nuestros pensamientos.

La meditación guiada funciona porque las instrucciones provienen de fuera, y es más fácil distanciarnos de nuestra perspectiva mental cuando se nos indica que lo hagamos. Los estudios sobre la atención han demostrado que desplazar nuestro foco en respuesta a una orden externa es más efectivo que iniciar el movimiento nosotros mismos.[248] Estas instrucciones externas arrebatan el control a los pensamientos negativos. Además, la instrucción de identificar, asumir y después ignorar los pensamientos evita la supresión irónica que los pensamientos intrusivos pueden causar si tratamos de inhibirlos. En los estudios originales sobre el oso blanco, aquellos participantes que se habían esforzado en inhibir los pensamientos experimentaron después una reacción irónica y se quedaron absortos en el animal polar.[249] Como un resorte, cuanto más esfuerzo hacemos para aplastarlo, con más fuerza rebota.

La meditación ha adquirido popularidad en los últimos años, tanto entre el público general como entre la comunidad investigadora interesada en sus beneficios para la salud, con aplicaciones para la meditación guiada muy exitosas, como Headspace (con setenta millones de usuarios). Aunque numerosos estudios defienden los beneficios a largo plazo de la meditación en distintos indicadores sobre el bienestar, desde la salud mental hasta la física, muchos son defectuosos y sesgados. Es difícil llevar a cabo evaluaciones clínicas rigurosas de la meditación porque requieren condiciones controladas en las que los sujetos no sean conscientes de la intervención de la que son objeto, lo cual es problemático, dado que la práctica está muy extendida y es muy conocida. El problema de los estudios no cegados es que la gente puede reportar beneficios incrementados porque los esperan, lo que se conoce como *efecto placebo*. Si creemos que una intervención nos beneficiará, por lo general tiende a hacerlo.

Sin embargo, la relajación, la respiración controlada y los ejercicios de regulación del pensamiento, típicos de la meditación, tienen beneficios incuestionables e inmediatos que se pueden medir en tiempo real. Como aprendimos en la primera lección, la respiración profunda controlada activa el sistema parasimpático para contrarrestar la reacción de lucha o huida, que, si no se controla, conduce al estrés crónico y a todas las complicaciones negativas que este acarrea. Este efecto se puede medir atendiendo a los cambios psicofisiológicos experimentados por los sistemas respiratorio, cardiovascular, cardiorrespiratorio y nervioso autónomo.[250]

También existen estudios que demuestran los cambios a largo plazo en la actividad cerebral a causa de la meditación, los cuales no pueden considerarse simples efectos placebo o que sean fruto de las expectativas del sujeto. En concreto, la actividad de la red neuronal por defecto (RND) de la que hablamos con respecto a la representación del yo y de otras personas y la divagación se amortigua mediante la meditación. Uno de los estudios más impactantes fue el llevado a cabo con meditadores novatos y expertos que habían acumulado más de diez mil horas de meditación.[251] Las imágenes cerebrales revelaron que, en comparación con los novatos, los meditadores expertos presentaban una menor activación general de la RND, incluida una menor tendencia a la distracción y la divagación. Los meditadores expertos demostraron un mayor control sobre su mente al inhibirse la activación de su RND.

Busca tu flujo

Antes de que te preocupe la posibilidad de quedarte dormido y verte acosado por pensamientos negativos intrusivos, hay que señalar que no todas las divagaciones son desagradables. De hecho, en la mayoría de las ocasiones nuestra mente divaga hacia temas agradables, pero, como ya hemos señalado, estos pensamientos no nos hacen más felices que cuando estamos concentrados en una tarea. A medida que el foco de atención viene y va, nuestra mente se mueve a través de una escala emocional y pasa la mayor parte del tiempo en la zona neutral. Otras veces fantaseamos, lo que puede ser agradable y productivo, sobre todo cuando nos hacemos con el control.[252] En estas circunstancias, tales divagaciones intencionadas consisten en desconectar de la tarea presente para dirigir a propósito nuestra atención hacia otra cosa que nos interese. El neurocientífico israelí Moshe Bar cree que ese tipo de divagación nos permite buscar asociaciones entre los distintos pensamientos que podamos tener.[253] Se parece un poco a las tareas domésticas mentales que tienen lugar durante nuestros sueños nocturnos, pero es mucho menos surrealista. Esta búsqueda de asociaciones puede resultar fructífera cuando surge la inspiración o se gesta alguna idea. Podemos hacer simulaciones mentales para imaginar cómo podrían salir las cosas. Una de las mejores vías para conseguir la divagación positiva son las actividades creativas que se sirven de nuestras habilidades. Los músicos, artistas y escritores pueden experimentar episodios de divagación positiva cuando buscan nuevas ideas y asociaciones.

En la vida cotidiana, el equilibrio entre lo que pensamos, sentimos y hacemos nos ayuda a encontrar experiencias positivas. Sin embargo, este equilibrio no siempre puede alcanzarse. Quizá queramos trabajar, pero no disfrutemos de la actividad. Es muy difícil que estemos motivados y seamos productivos cuando no nos gusta lo que hacemos. Si, por otra parte, encontramos una actividad que nos ocupe la mente y nos haga sentir bien, entonces es muy probable que entremos en un estado de flujo (*flow*).[254] Este término fue acuñado por el difunto psicólogo húngaroestadounidense Mihály Csíkszentmihályi para referirse a los momentos de concordancia entre lo que hacemos, lo que pensamos y lo que sentimos.

Los ejemplos que mejor reflejan la idea de flujo son las actividades que requieren habilidad y concentración y generan satisfacción. Los atletas, artistas, músicos y personas con aficiones experimentan momentos serenos de flujo en los que el tiempo parece volar, las presiones externas retroceden y el yo egocéntrico se deja sentir menos. Debe ser una actividad que ponga a prueba nuestras capacidades sin saturarlas. La ecuación para alcanzar el flujo se plasma en las diferentes relaciones entre los niveles de dificultad y habilidad (fig. 5.2). El flujo se produce cuando nuestras habilidades están a la altura de grandes desafíos.

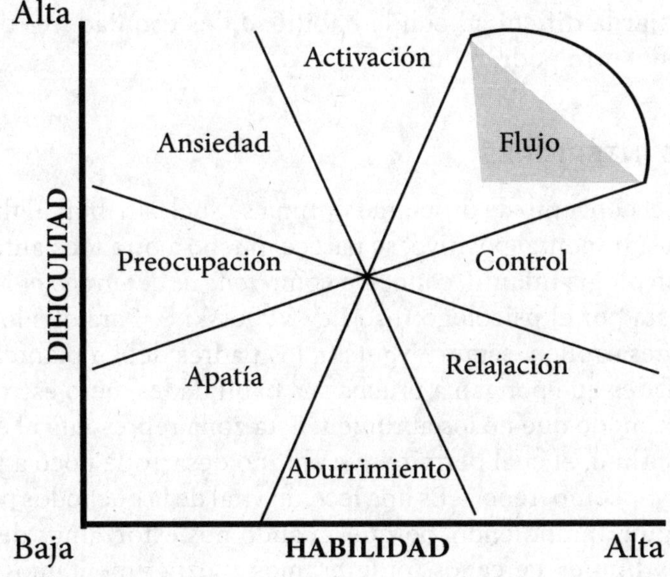

Fig. 5.2. La relación entre habilidad y dificultad predice la reacción psicológica. Cuando tanto los niveles de habilidad como los de dificultad son altos, se puede alcanzar un estado óptimo de «flujo». (Adaptado de Csíkszentmihályi, 1990.)

Si hay una discordancia se producen resultados emocionales distintos. Por ejemplo, si una actividad requiere poca habilidad o entraña escasa dificultad, provoca apatía. Si representa un reto y no tenemos la suficiente habilidad para acometer el problema, genera ansiedad. Si nos sobra habilidad pero el reto es pequeño, esto nos relaja, pero no conseguimos fluir.

Las experiencias que generan flujo se producen cuando existe una relación óptima entre dificultad y habilidad. Por ejemplo, en el esquí, una actividad con distintos niveles de habilidad y dificultad para principiantes y expertos, es habitual reportar flujo. Los esquiadores pueden elegir entre diferentes recorridos por la montaña, desde pistas muy sencillas y suaves (pistas verdes) hasta complejos descensos empinados (pistas de diamante negro). Si somos esquiadores expertos, buscaremos las pistas de diamante negro porque son las que se ajustan a nuestras habilidades, mientras que un principiante deberá ceñirse a las verdes. Al encajar la dificultad con la habilidad, los esquiadores de un nivel y del otro podrán fluir.

Voces interiores

Si bien el concepto de dificultad óptima se suele atribuir al flujo y al bienestar mental positivo, se parece mucho a otra idea anterior de la psicología infantil, conocida como *zona de desarrollo próximo*, propuesta por el psicólogo ruso Lev Vygotski.[255] Para que los niños se desarrollen, según Vygotski, los padres deben plantearles dificultades que pongan a prueba sus habilidades, pero estructuradas de modo que no los abrumen. Esta zona representa el equilibrio óptimo, el cual permite que el niño desarrolle poco a poco una mayor competencia. Es una lección vital de la que todos podemos seguir aprendiendo, porque, cuando nos esforzamos dentro de unos límites cercanos, progresamos y experimentamos una sensación de logro y felicidad por lo que hemos conseguido. Si nunca nos exigimos mucho o, por el contrario, excedemos demasiado nuestras capacidades, nunca creceremos.

Vygotski también identificó el modo en que los niños interiorizan en forma de discurso egocéntrico y privado el apoyo de los padres y los intercambios sociales que proporcionan los cuidadores. Sostenía que, durante el juego estructurado y la enseñanza, el niño crea un modelo interno del consejo y el estímulo del adulto. Si observamos a los niños pequeños mientras juegan solos, sobre todo con sus muñecos, veremos que suelen comentar lo que hacen.[256] Puede ser encantador escuchar a escondidas estas conversaciones privadas. Quizá digan: «Bien hecho, Sally» o «Qué tonto eres, Billy» mientras reflexionan sobre sus actividades o juzgan a sus juguetes.

Los niños se van por las ramas cuando empiezan a hablar a solas, en torno a los dos o tres años, pero, a medida que maduran, su discurso privado se centra más en las tareas como forma de dirigir sus patrones de pensamiento. Esta interpretación la respalda el descubrimiento de que los niños se desenvuelven mejor en las tareas de resolución de problemas cuando utilizan el discurso privado como forma de planificar sus acciones. Con el tiempo, en torno a los cinco o siete años, el niño aprende a interiorizar estas instrucciones como discurso interno autodirigido.

Esta voz interior se convierte en la conversación interna que la mayoría seguimos teniendo de adultos y que constituye la mayor parte de la conversación consciente que mantenemos en la cabeza. A veces, verbalizar en voz alta esta voz interior nos ayuda a dirigir nuestro plan de acción. Mi anciana madre sigue haciéndolo cuando intenta resolver algún problema práctico. Cuando hace poco la vi cocinar, iba comentando los distintos pasos: «Bien, vamos a ver cómo va esto. Sí, creo que hace falta un poco más de sal. Pero, a ver, ¿dónde he puesto la sal?».

La voz interior puede ser una herramienta útil para resolver problemas, pero también causar infelicidad si deja de ayudarnos y, en su lugar, nos entorpece. Este aspecto de la voz interior, que el psicólogo Ethan Kross denomina *cháchara*, puede requerir mucho esfuerzo mental y atención durante el día.[257] La cháchara negativa se refiere a la rumia, el catastrofismo y otros pensamientos contraproducentes. A veces, esa voz interior puede hacer mella en nuestro bienestar al sembrar la duda o, peor aún, criticarnos: «No eres lo bastante bueno. Eres feo». Puede impedir que intentemos lograr un objetivo incluso antes de empezar, porque nos advierte de que fracasaremos. Para algunos de nosotros, nuestra voz interior es nuestro peor crítico.

Todos tenemos esa voz interior. Es un aspecto ineludible de la mente humana, por lo que, en vez de esforzarnos en ignorarlo, es preferible utilizarlo como herramienta para controlar nuestros pensamientos. Podemos tomar esa voz crítica y convertirla en un apoyo, y una forma de hacerlo es a través de la práctica del *distanciamiento*.

El distanciamiento psicológico

Cuando estamos solos y nos centramos en nuestros problemas, tendemos a sacarlos de quicio. En parte, esto se debe al sesgo de negatividad que explicamos en la lección anterior, así como a nuestra tendencia a rumiar o escuchar a nuestro crítico interior. A causa de nuestra mente egocéntrica, tendemos a sumirnos en el problema y magnificarlo. Como si fuese un agujero negro emocional, nos vemos absorbidos hacia el centro de nuestro problema. Aquí es donde nos conviene poner distancia entre nuestro yo y el problema. Voy a demostrarlo con una intervención de la psicología positiva que nos hace pensar de modo más alocéntrico.

Voy a pedirte que pienses en algún problema que te preocupe en estos momentos. Un problema real, no uno hipotético, ni una fantasía ficticia. Puede que ahora no seas consciente de ello, pero si escarbas un poco encontrarás algo en tu psique que te haga infeliz. Estoy seguro de que podrás encontrar uno. Quiero que vuelvas a hacer introspección: que dirijas el foco de tu atención hacia dentro y examines los contenidos de tu mente. Busca ese problema y reflexiona sobre cómo te hace sentir en este momento. Por ejemplo, en aras de la transparencia, mientras tecleo estas palabras, el mío sería algo así:

> Me preocupa que nadie lea mi libro porque no estoy seguro de que sea lo bastante bueno, y eso me fastidia, después de todo el tiempo y esfuerzo que he dedicado a escribirlo.

Ahora te toca a ti. Si estás en un lugar público, puedes decírtelo en silencio, con tu voz interior. Si estás a solas, puedes decirlo en alto:

> Estoy preocupado por [lo que sea] porque [la razón que sea], y esto me molesta.

Tómate un momento para analizar tu reacción emocional a lo que acabas de decirte a ti mismo. ¿Cómo te hace sentir? Supongo que no muy bien, porque te lo he recordado, he hecho que te concentraras en tu problema, que expresaras tu infelicidad al respecto y, después, que intentaras analizar tus sentimientos. Y, ahora que te he recordado el problema, este ha pasado al primer plano de tus pensamientos. «Gracias por nada», dirás. No te preocupes, porque tengo una rápida solución.

Vuelve a hacer exactamente lo mismo, pero esta vez no utilices términos en primera persona, como «yo» o «mí»; habla de tu preocupación en tercera persona. De nuevo, en mi caso, sería:

> A Bruce le preocupa que nadie lea su libro porque no está seguro de que sea lo bastante bueno, y eso le fastidia, después de todo el tiempo y esfuerzo que le ha dedicado.

Ahora te toca a ti. Utiliza tu nombre y habla de tu problema en tercera persona.

¿Qué sensación tienes ahora en comparación con la que tenías antes? Si de verdad tienes un problema grave que te preocupa y has seguido las instrucciones al pie de la letra, entonces lo más probable es que te sientas mejor después de evitar la primera persona. Suelo probar este ejercicio con el público, y a nueve de cada diez personas la experiencia les resulta mucho menos negativa que cuando hablan de ellos en primera persona. Esta técnica se basa en un fenómeno conocido como *distanciamiento psicológico*.[258]

Reflexionar sobre un problema no resuelto desde una perspectiva distinta a la primera persona reduce su efecto emocional negativo. Esto sucede porque, al no referirnos a nosotros en primera persona, nos transportamos automáticamente de la perspectiva egocéntrica a una más alocéntrica, y de este modo marcamos una distancia psicológica entre nosotros y nuestro problema.[259] A menos que seamos miembros de la realeza, rara vez nos referimos a nosotros mismos en tercera persona, y utilizamos nombres propios casi exclusivamente para referirnos a otras personas. De manera que cuando Bruce habla sobre Bruce está pensando en Bruce desde la distancia.

El distanciamiento psicológico, al no referirnos a nosotros mismos en primera persona, se parece al consuelo que prestamos a un amigo cuando tiene un problema. Podemos sentirnos mal por el problema de un amigo, pero no tanto como si fuese nuestro problema. El cambio de perspectiva es coherente con el modo en que el distanciamiento psicológico influye en la manera en que el cerebro representa el concepto del yo. Sirviéndose de imágenes cerebrales para medir el flujo sanguíneo, Ethan Kross indicó a los participantes en su estudio que utilizaran su voz interior en primera persona o en otra para reflexionar sobre un recuerdo negativo personal de algún acontecimiento.[260] Los que empleaban su propio nombre mostraron una menor activación en la CPFm de la RND que los que recurrían a la primera persona. En otras palabras, la representación del yo en las regiones cerebrales normalmente asociadas con ese concepto se aplanó al no utilizar la primera persona.

Otra forma de utilizar el distanciamiento psicológico es viajar mentalmente en el tiempo para abordar la situación desde la perspectiva de nuestro yo pasado y nuestro yo futuro. Si en este momento te preocupa un problema, intenta en primer lugar recordar dónde estabas hace uno o cinco años. Con toda probabilidad, habrás pasado página, o el problema habrá desaparecido. Piensa en las cosas que no iban bien en tu vida y en cómo las has superado. Tranquilízate pensando que también acabarás superando tu problema inmediato.

Después intenta viajar mentalmente al futuro. ¿Te imaginas lo importante que será ese problema de aquí a un año o cinco? Cuando nos proyectamos en el futuro, marcamos una distancia temporal psicológica. Sabemos por experiencia que «el tiempo lo cura todo», y esta técnica nos obliga a adoptar la perspectiva a largo plazo, que siempre es más positiva.

La capacidad de imaginarnos en el pasado o en el futuro es esencial para cobrar una perspectiva más amplia. Si nos dejamos llevar por la divagación y los peligros ligados a la rumia o las voces interiores críticas, es probable que seamos infelices. Hablamos de un yo excesivamente egocéntrico, que se regodea en la autocompasión o la valoración negativa. Cuanta más distancia pongamos entre nuestro yo y nuestros problemas, mejor podremos afrontarlos.

Otra forma de adquirir una mayor perspectiva, que además encaja con la necesidad, fruto de la evolución, del contacto con los demás, es fortalecer nuestras relaciones. En la siguiente lección descubriremos que nuestra relación con los demás repercute directamente en nuestros pensamientos y conductas, a menudo de manera muy sutil y ajena a nuestro control. Veremos cómo obtener lo mejor de los demás para potenciar nuestra felicidad. Para ello es necesario entender no solo los pensamientos de los otros, sino también los nuestros, y por qué tantas veces discrepamos de la verdadera opinión que los demás tienen de nosotros. Puede que seamos animales sociales, pero parece que nos vemos cada vez más cuestionados en las relaciones que formamos. Parte de este problema radica en nuestro excesivo sesgo egocéntrico, pero también en inexactitudes flagrantes y predicciones erróneas sobre cuánto disfrutaremos de la compañía de los demás.

Ejercicios para la felicidad

- ✓ **Ten cuidado con la rumia.** Toma nota de cuándo tu mente divaga e identifica en qué momentos tiende a los pensamientos negativos. Si sucede esto, intenta distraerte o realizar una actividad que requiera concentración.
- ✓ **Recuerda las consecuencias de la supresión irónica.** Intenta no inhibir activamente los pensamientos negativos, sino aceptarlos cuando aparezcan. Trátalos como objetos ajenos y deja que se vayan. Si esos pensamientos te impiden dormir, levántate y realiza alguna actividad hasta que se disipen.
- ✓ **Intenta meditar con regularidad.** Puede que no le funcione a todo el mundo, pero dale una oportunidad. Solo nece-

sitas cinco minutos diarios. Empieza con una meditación guiada, que es la manera más fácil de recuperar el control sobre tu mente.

✓ **Busca tu flujo.** Acepta retos o aficiones que se ajusten a tus capacidades. Prueba aquellos que te supongan un poco más de esfuerzo, porque es la forma de aprender y mejorar.

✓ **Practica el autodistanciamiento.** Utiliza un lenguaje que no sea en primera persona para introducir una distancia psicológica entre tú y tus problemas. Anota los problemas que tengas y después revisa la situación como si fueses un amigo de ti mismo que te está dando consejo. Si ahora estás descontento con algo, intenta imaginarte en el futuro, al cabo de un año o de cinco. Esto debería hacer que la situación actual parezca más temporal y transitoria.

LECCIÓN SEXTA:
RELACIÓNATE CON LOS DEMÁS

Hasta ahora hemos vinculado la felicidad con un mayor alocentrismo y un menor egocentrismo. Esto se debe en parte a las distorsiones y sesgos negativos en los que incurre el yo, es decir, a las desventajas de lo que el psicólogo Mark Leary llama «la maldición del yo».[261] El yo permite todo tipo de estrategias útiles, como simular la mente de otras personas o predecir nuestro futuro, pero, si no intervenimos, puede verse atormentado por el pensamiento negativo cuando hace comparaciones e imagina posibles problemas. El egocentrismo es la condición por defecto de nuestra corriente de consciencia y nuestra experiencia del yo. Aunque logremos inhibir la tendencia al pensamiento egocéntrico desenfrenado, este permanece latente o durmiente, a la espera de reaparecer en el momento más inoportuno. El estrés, la presión y la ansiedad desencadenan el pensamiento egocéntrico en los adultos,[262] lo que, a su vez, magnifica los problemas en un bucle de retroalimentación negativa. Cuanto mayor es nuestra ansiedad, más probable es que nos apartemos de las interacciones sociales y nos aislemos.[263] Con el tiempo, nos sentimos más desdichados y alejados precisamente de las cosas que nos ayudarían a sentirnos más felices.

Si no conseguimos ser menos egocéntricos, una manera sencilla de cambiar nuestra perspectiva es el contacto con los demás. Dirige el foco de tu atención hacia los que te rodean. Apunta el haz hacia fuera, no hacia dentro. Como hemos señalado en los ejercicios de meditación de la quinta lección, si logramos controlar nuestra atención evitaremos los pensamientos intrusivos causados por una capacidad de atención limitada. Cuando dirigimos nuestra atención hacia los demás, automáticamente nos centramos menos en nosotros mismos. Podemos pasar enseguida del yo a los demás, y viceversa, pero no adoptar a la vez ambas perspectivas. Que se lo pregunten a quien tenga un hijo o una mascota desde hace poco tiempo. Cuando hay personas o animales que dependen de nosotros y nos importan, salimos de inmediato de nuestro sesgo egocéntrico. Puesto que no pueden decirnos qué les ocurre, tenemos que emplear nuestra teoría de la mente para averiguar qué les pasa por la cabeza. ¿Por qué lloran o se quejan? ¿Qué están pensando o sintiendo? ¿Qué es lo que necesitan? Cuando cuidamos de otro ser vivo que requiere cariño y atención, nos volvemos necesariamente menos egocéntricos.

En esta lección analizaremos nuestra relación con los demás y cómo puede beneficiarnos un aumento de nuestros contactos sociales. Nos hemos desarrollado como animales hipersociales, pero hay barreras que superar cuando intentamos establecer lazos positivos con los demás. Como descubriremos, a menudo pensamos que establecer contacto e iniciar una conversación es más incómodo de lo que en realidad es, y suponemos equivocadamente que nos rechazarán. Veremos algunas formas de corregir esta idea errónea.

La conectividad social es cada vez más difícil en un mundo en constante cambio como el nuestro. Es bien sabido que la soledad está en alza en los países desarrollados, con todas las consecuencias negativas que implica para la felicidad y la salud física.[264] Como vimos en la segunda lección, antes de la llegada de la agricultura, el ser humano evolucionó para vivir y prosperar en grupos nómadas relativamente pequeños durante cientos de miles de años. Ese estilo de vida ha ido cambiando desde los albores de la civilización, y, con él, nuestras interacciones. Nos encontramos en un momento crucial del desarrollo humano, ya que la modernidad y las innovaciones digitales están conformando nuestra conducta y los mundos que podemos habitar. Vivimos cada vez más en ciudades con una alta densidad demográfica, pero, paradójicamente, también estamos cada vez más aislados. Una encuesta realizada en el 2015 por YouGov reveló que en el Reino Unido, a pesar de la proximidad física, menos de un tercio de los habitantes de las zonas urbanas saben cómo se llaman sus cinco vecinos más cercanos, frente a más de la mitad de los residentes en zonas rurales.[265]

Después están las variaciones entre un país y otro en lo que respecta al sentido de la cohesión y la comunidad.[266] Nos detendremos en aquellos países que parecen estar haciendo mejor las cosas en lo que a la felicidad de sus ciudadanos se refiere. Por ejemplo, ¿por qué los países nórdicos son los lugares más felices para vivir?

En esta penúltima lección analizaremos la relación con los demás como vía fundamental para ser más felices. Indagaremos en lo que ocurre en el cerebro cuando estamos con otras personas y por qué la sociabilidad repercute en nuestro bienestar psicológico. Hablaremos de cómo nuestros entornos determinan nuestro grado de cordialidad y por qué nos equivocamos tanto a la hora de predecir lo bien o mal que caeremos a los demás. En esta lección analizaremos la salsa secreta de la conexión social a la hora de perseguir la felicidad.

Buenas vibraciones

Las experiencias compartidas intensifican nuestro placer. Ya sea tocando música, haciendo deporte o simplemente jugando, es mucho más divertido cuando lo hacemos con alguien que cuando lo hacemos solos. En un estudio en el que los participantes tenían que valorar el sabor de un chocolate, les parecía más rico cuando había otra persona comiendo chocolate al mismo tiempo que ellos que cuando esa otra persona estaba haciendo una actividad distinta, como leer una revista.[267]

Las actividades conjuntas se disfrutan más y son considerablemente más gratificantes cuando están sincronizadas, es decir, cuando los participantes coordinan sus actos como si bailaran. Incluso las experiencias desagradables son más tolerables en grupo; no en vano se ha descubierto que el entrenamiento físico sincronizado eleva el umbral de dolor de los remeros cuando se ejercitan juntos respecto a cuando lo hacen solos.[268]

La mayoría de las formas de interacción social positiva requieren observar qué hacen los demás y sincronizar nuestras reacciones como corresponda. Ya estemos besando a alguien o simplemente conversando, tenemos que coordinarnos. Sin sincronía, las cosas no parecen ir bien. Uno de los problemas de la tecnología de videoconferencia, como descubrimos muchos durante el reciente confinamiento por la pandemia, es que los retardos y los fallos técnicos pueden hacer incómodas las conversaciones por las frecuentes interrupciones en la fluencia de la conversación.[269] La comunicación no verbal que utilizamos para facilitar las interacciones sociales también depende en gran medida de las señales coordinadas y sincronizadas, a las que somos muy sensibles. Puede que ni siquiera seamos conscientes de la falta de sincronía, pero sí notamos que falta algo. Faltan las buenas vibraciones, y entonces decimos que la otra persona transmite «mal rollo».

La sincronización es una de las bases de la conectividad social y ha estado presente en los pasatiempos humanos, en forma de cantos, danzas o percusión de tambores, desde tiempos inmemoriales. Cuando la sincronización es perfecta, el conjunto es mayor que la suma de sus partes y adquiere trascendencia, razón por la cual se incluyen actos sincronizados en las ceremonias importantes.[270] Estos actos sincronizados son el núcleo del ritual humano y los podemos ver en todas las culturas. Crear música fue una de las primeras actividades culturales en las que participaban varias personas. El instrumento musical más antiguo es una flauta de hueso de sesenta mil años de antigüedad que no fue fabricada por los humanos modernos, sino por nuestros primos, los neandertales. En algunas de las primeras pinturas rupestres, como las halladas en los abrigos rocosos de Bhimbetka (India central), que datan de hace unos diez mil años, se representan figuras danzantes. Incluso los bebés disfrutan bailando con otra persona en sincronía. Se ha descubierto que los niños de catorce meses, llevados en un fular portabebés, prefieren bailar con otra persona que se mueva al ritmo de *Twist and Shout*, el clásico de los Beatles, que con alguien que baile pero no lo haga al compás de la música. Tras esta sesión, a cada pareja de baile se le cayó «accidentalmente» un objeto que no podía alcanzar. Los niños que habían bailado en sincronía con su pareja fueron mucho más propensos a acudir espontáneamente en su ayuda que aquellos que habían tenido una mala pareja de baile.[271]

Los cuidadores y los bebés también suelen realizar actividades musicales juntos, como cantar, tocar las palmas, bailar y saltar, lo que fomenta activamente la conducta prosocial. Esta experiencia temprana de la sincronía nos acompaña durante todo nuestro desarrollo. Somos más cooperadores, tanto de pequeños como de adultos, tras realizar una actividad sincronizada con otra persona. Somos incluso más generosos. En un estudio con adultos se indicó a un grupo que se movieran al compás de un mismo metrónomo que oían por unos auriculares, mientras que a otro grupo se le indicó lo mismo, pero con diferentes ritmos del metrónomo, lo que producía movimientos asincrónicos.[272] En un juego posterior en el que cada persona podía aportar dinero (hasta cinco dólares) a un fondo común, los que trabajaban juntos por un objetivo sincronizado eran más generosos con el grupo y se sentían más cercanos a los demás miembros. Por término medio, más de la mitad de los miembros del grupo sincronizado aportaron los cinco dólares, mientras que en el grupo asincrónico lo hizo solo una quinta parte.

Nos sentimos bien cuando nos sincronizamos con los demás, por eso las reuniones sociales, el baile, la música, las ceremonias y las actuaciones artísticas son algunas de las conductas propias del ser humano que nos hacen felices. Lo llamativo es que la sincronización entre las personas no solo se manifiesta en los movimientos del cuerpo, sino también en la actividad cerebral cuando participan en una experiencia común. Por ejemplo, se detectan disparos neuronales sincronizados en la actividad cerebral de los espectadores de una película muy emotiva, lo que indica que las emociones funcionan como un mecanismo de unión o acoplamiento.[273] Como una cuerda de guitarra que empieza a vibrar cuando golpeamos un diapasón, nuestros cerebros pueden estar en sintonía.

El grado de sincronización es también una medida del entendimiento mutuo. El neurocientífico Uri Hasson, de la Universidad de Princeton, analizó el cerebro de varias personas mediante imágenes por resonancia magnética funcional (IRMf) mientras contaban una historia o escuchaban a otra contarla.[274] Una vez que tuvieron en cuenta el retardo desde que el hablante pronunciaba la frase hasta que el oyente la asimilaba, descubrieron un acoplamiento neuronal sincronizado, como si los dos cerebros estuviesen cooperando para lograr una comprensión mutua. Cuando se mezclaron frases para eliminar todo el sentido, la sincronización desapareció. El acoplamiento neuronal tampoco se producía cuando el hablante se dirigía en ruso a oyentes que no hablaban esta lengua. Cuando el hablante y el oyente se comunicaban en inglés, el grado de acoplamiento neuronal predecía qué parte de la historia comprendía el oyente, no solo las palabras, sino el significado general.

¿Por qué nos gustan las interacciones sociales sincronizadas? Algunas actividades conjuntas, como tocar música y bailar, se han relacionado con la liberación de *endorfinas,* las sustancias químicas del placer del cerebro que forman parte de su propio sistema de opioides naturales, el cual se potencia cuando las actividades se llevan a cabo en grupo.[275] Por ejemplo, cantar en un coro disminuye los niveles de la hormona del estrés, el cortisol.[276] Durante estas actividades nos sentimos más próximos, más amables y más compenetrados con los demás, pero también diferentes de como solemos ser. Una consecuencia de la sincronía es que se desdibujan las fronteras entre el yo y los demás, lo que produce la sensación de unidad con el grupo. Esto supone pasar del egocentrismo a una perspectiva más alocéntrica, lo que constituye el tema principal de este libro. Un metaanálisis sobre la sincronía halló un patrón de efectos que demuestra que este cambio produce cuatro beneficios:[277] en primer lugar, la sincronía fomenta las conductas prosociales, como la voluntad de ayudar a los demás; en segundo lugar, nos hace sentir conectados con el resto; en tercer lugar, somos más conscientes de lo que podrían estar pensando los otros; y, en cuarto lugar, contribuye al bienestar mental. En resumen: cuando hacemos las cosas juntos y en sincronía, actuamos y pensamos teniendo más en cuenta a la otra persona, lo que nos hace sentir más conectados con los demás y, por tanto, más felices.

¿Cómo podemos mejorar nuestra sincronía con los demás? Ya hemos hablado de actividades en grupo como el baile o la participación en alguna experiencia como público, pero son ocasionales. Una actividad en la que todos participamos habitualmente son las conversaciones cara a cara. Para empezar, guarda tu *smartphone*. Los estudios han demostrado que la mera visibilidad del teléfono móvil resta disfrute a la interacción social.[278] Cuando estamos con el teléfono, no solo dejamos de participar en una actividad conjunta, sino que nuestra atención se encuentra en otra parte. No todo el mundo opina lo mismo sobre las normas de cortesía respecto al teléfono móvil, pero si damos prioridad a nuestro teléfono estamos diciendo a los demás que los consideramos menos importantes que nuestros intereses.

También debemos practicar la escucha activa. Intenta escuchar más de lo que hablas, y pronto descubrirás que la conversación marcha mejor cuando fluye en ambas direcciones. Escuchar aumenta la confianza y la vinculación emocional, y los que «escuchan para comprender» tienen relaciones mejores y más felices con los demás.[279] Los participantes de un estudio con imágenes cerebrales calificaron de más simpáticos a quienes practicaban la escucha activa, y esto guarda relación con la activación neuronal en las zonas de recompensa del estriado ventral del cerebro.[280] Lo cual no quiere decir que debamos quedarnos callados. Concéntrate en lo que se está diciendo y haz las preguntas pertinentes para demostrar interés. Sé positivo respecto a la otra persona e intenta establecer una buena relación con comentarios constructivos. La otra persona sentirá más simpatía por ti y te valorará de manera más positiva, y eso hará que la experiencia sea más feliz para todos. Cuando dirigimos nuestra atención a los demás, mejora la calidad de la interacción social, y entonces la sincronía surge de forma natural.

El cerebro empático

Uno de los episodios más populares de la mítica serie televisiva de ciencia ficción *Star Trek*, titulado «La empática», fue emitido en Estados Unidos en 1968, pero la BBC británica lo prohibió hasta la década de 1990 por su representación de la tortura. La empática en cuestión es una alienígena que absorbe el dolor y el sufrimiento de los demás para ayudarlos. Los seres humanos también empatizamos cuando vemos que hieren a otros físicamente, razón por la cual la violencia explícita suele suscitar las quejas de los telespectadores y los censores de la BBC consideraron inadecuado emitir dicho episodio de *Star Trek*.

Uno de los motivos por los que somos capaces de sentir el sufrimiento de los demás es que nuestro cerebro reacciona emocionalmente del mismo modo que cuando participamos en movimientos sincronizados. En nuestro cerebro hay circuitos que reflejan las emociones de los demás, sobre todo las primarias: tristeza, felicidad y miedo. Como señalamos en la cuarta lección, las emociones negativas son más fuertes que las positivas, de ahí que la mayoría de los primeros estudios se centraran en los efectos de presenciar el sufrimiento de otros durante procedimientos dolorosos. Un resumen de todos los estudios sobre nuestra reacción a las experiencias dolorosas concluye que las mismas zonas del dolor de la *ínsula anterior* y la *corteza del cíngulo anterior* se activan por sistema cuando experimentamos dolor y sentimos indirectamente el sufrimiento ajeno.[281]

Sin embargo, ser testigos del sufrimiento no desencadena automáticamente la empatía.[282] Dos personas pueden presenciar el mismo sufrimiento de una tercera pero presentar reacciones empáticas distintas. En un extremo del espectro están los psicópatas, cuyas regiones cerebrales empáticas no se activan cuando piensan en otras personas sufriendo, como sí ocurre con las personas neurotípicas.[283] En el otro extremo están los llamados «hiperempáticos», que experimentan en exceso las emociones de los demás. Cuando estos individuos ven vídeos donde a otras personas se les inyecta una aguja o las rascan, afirman tener sensaciones físicas en las mismas regiones de su propio cuerpo.[284] Ver un combate de boxeo sería demasiado para ellos. La reacción neuronal de los hiperempáticos al observar el sufrimiento ajeno es mucho mayor que la del resto de la población. Una interesante explicación de esta diferencia es que la mayoría podemos percatarnos del estado emocional de otra persona, pero nuestra reacción permanece inhibida, por lo que no cruza el umbral de la consciencia.[285] Al hiperempático le falla este mecanismo de control. Otra explicación relacionada es que los hiperempáticos tienen un sentido difuso de la distinción entre el yo y los demás, por lo que cuando afirman: «Puedo sentir tu dolor», quizá estén diciéndolo literalmente, porque su frontera entre el yo y los otros es más débil.

Cuando dejamos de distinguir entre el yo y los demás, corremos el peligro de sufrir *angustia empática*.[286] Esto puede afectar negativamente a quienes se enfrentan a la angustia de forma habitual como parte de su trabajo, y explica por qué algunas personas parecen desconectar ante el sufrimiento de otros. A lo largo de sus treinta años como veterinaria, Trisha Dowling ha tenido que aplicar la eutanasia a muchas mascotas, lo que suele ser traumático para los dueños.[287] Trisha, ella misma dueña de una mascota, era consciente de la importancia de distinguir entre el dolor de su cliente y el suyo por la pérdida de sus propios animales. Si no establecía esa distinción, corría el riesgo de sufrir angustia empática, una fuerte reacción adversa centrada en sí misma ante el sufrimiento ajeno que le hacía desear acabar cuanto antes el procedimiento eutanásico. Esto podría dar la impresión de indiferencia o desconsideración, que es una de las quejas más comunes relacionadas con las interacciones humanas y la comunicación en los centros de salud.[288] De lo que no suelen darse cuenta los pacientes y sus familiares es de que el personal sanitario no puede permitirse la implicación emocional. Mi esposa Kim, de profesión médica, fue testigo de cómo muchos colegas eran incapaces de afrontar la angustia empática derivada de tratar con los pacientes y sus familiares. Con el tiempo, o bien se dedicaron a la investigación clínica en el laboratorio, o bien abandonaron la disciplina por completo.

Dónde se sitúe nuestra reacción en el espectro de la empatía dependerá de la interacción de nuestra biología con el entorno. Los hombres, en general, son menos empáticos que las mujeres,[289] y la heredabilidad de la empatía es similar a la de la inteligencia y la felicidad, que, como señalamos en la introducción, se sitúa en torno al 50 por ciento, por lo que queda mucho margen para que el aprendizaje y el entorno influyan en la empatía.[290] Los recién nacidos llorarán más cuando oigan llorar a otros recién nacidos que cuando oigan el llanto de un bebé mono.[291] Sin embargo, este llanto es una reacción automática propia de la especie, no empatía por la situación de los demás. Recordemos que los lactantes son egocéntricos, de modo que es improbable que estén pensando en el bienestar de los demás bebés en la sala de partos. En cambio, los niños de más edad y los adultos son conscientes de la distinción entre el yo y los otros, y sienten verdadera empatía y preocupación por las tribulaciones ajenas.[292]

Solemos pensar en la empatía como un rasgo positivo de la personalidad, porque demuestra que nos damos cuenta del sufrimiento de los demás, pero también tiene su lado oscuro. En primer lugar, que mostremos empatía, así como la medida en que lo hagamos, depende del objeto de dicha empatía y del grado en que nos identifiquemos con él. Cuanta mayor similitud exista en términos de sexo, raza y edad, mayor será la respuesta empática.[293] La empatía es más fuerte hacia el endogrupo y más débil hacia el exogrupo, por lo que nuestras reacciones empáticas llevan incorporado el prejuicio.[294] Si no nos importa tanto el sufrimiento de los demás, podemos ignorar sus tribulaciones. Que confiemos o no en la otra persona también influye en nuestra empatía. Después de participar en un juego de confianza con dinero de por medio, los observadores masculinos presentan una reacción neuronal empática más débil al ver como reciben estímulos dolorosos las personas que han hecho trampas en el juego.[295]

La empatía, como hemos visto, puede causar angustia. Hay otra manera más adaptativa y positiva de responder a los apuros de los demás, y es la compasión. Una de las principales investigadoras en este campo es la neurocientífica alemana Tania Singer, que distingue entre empatía y compasión. Ambas son provocadas por el sufrimiento de los demás, pero, a diferencia de la empatía, que se centra en uno mismo, la compasión se centra en los demás. Así explica Singer la diferencia: «Al contrario que la empatía, la compasión no supone compartir el sufrimiento del otro, sino que se caracteriza por los sentimientos de cordialidad, preocupación e interés por la otra persona, así como por una fuerte motivación para mejorar su bienestar. La compasión es *sentir por* el otro, no *sentir con* el otro».[296]

La investigación de Singer ha demostrado que la compasión se puede adquirir y desarrollar, lo que se traduce en una serie de beneficios tanto para la persona como para los demás. En un concienzudo estudio conocido como ReSource Project,[297] Singer y su equipo evaluaron sistemáticamente los efectos de distintos programas de entrenamiento mental basados en el *mindfulness*, la compasión o la teoría de la mente. Esto se consiguió mediante distintas formas de meditación y llevando a cabo interacciones cara a cara por parejas de forma regular durante nueve meses. Exigía un alto compromiso, pero, de los más de trescientos participantes, menos del 8 por ciento abandonaron el proyecto, lo que indica que este procuraba una experiencia beneficiosa. Siguen surgiendo muchos trabajos derivados del ReSource Project que analizan la conducta, las imágenes cerebrales, las reacciones al estrés y demás, pero la conclusión es que el tipo de intervención más beneficioso es el entrenamiento de la compasión.[298] No solo fomenta la conducta prosocial, sino que mejora la felicidad y la resiliencia personales, lo que a su vez contribuye a afrontar mejor las situaciones estresantes.

El entrenamiento de la compasión tiene dos componentes. El primero es un tipo especial de meditación, llamado «meditación de bondad amorosa» (LKM, por sus siglas en inglés), que tiene sus orígenes en la India antigua. En primer lugar, se pide a las personas que se relajen, cierren los ojos y piensen en un individuo por el que ya sientan afecto y ternura (por ejemplo, su hijo o su pareja). Después han de extender estos sentimientos, primero a sí mismos y después a un círculo cada vez más amplio, mediante una serie de mantras. Por ejemplo, se podría empezar la LKM pidiendo a los participantes que reciten: «Que yo sea feliz, que esté bien, que esté en paz» ocho veces, con respiraciones controladas intercaladas. Después, que a partir de esa experiencia positiva pensaran en un amigo y repitieran la frase: «Que tú seas feliz, que estés bien, que estés en paz». A continuación podrían pensar en un compañero de trabajo, y así sucesivamente. Por último, deberían pensar en alguien con quien tuvieran dificultades y repetir el ejercicio. El objetivo es extender los sentimientos positivos desde uno mismo hasta personas cada vez más lejanas.

El segundo componente del entrenamiento de la compasión del ReSource Project consistía en una conversación cara a cara durante diez minutos con otra persona sobre cualquier suceso del día anterior que supusiera un problema o les hubiera dado motivos para sentir gratitud, o ambas cosas. Simplemente tenían que hablar de algo que les hubiera ocurrido y destacara por sus efectos emocionales. Aunque cada semana tenían un interlocutor nuevo, los participantes percibían que los ejercicios despertaban en ellos una sensación cada vez mayor de unión. Esto indica que estaban adoptando una nueva manera de afrontar las dificultades de conocer mejor a los demás, exponer sus vulnerabilidades y hablar al respecto, lo que, en general, hacía que se volvieran más sociables y, por tanto, más simpáticos. Una mayor conectividad social conduce a un mayor sentimiento de confianza, que, como descubriremos más adelante en esta misma lección, es un componente fundamental del bienestar.[299]

Abre tu mente

El efecto neto del entrenamiento de la compasión era una reducción de la distancia entre el yo y los demás, sin que los participantes llegaran a fusionarse en una entidad indistinguible que provocase angustia empática. Dicho de otro modo, animaba a las personas a ser menos egocéntricas y más alocéntricas mediante la apertura. Esta idea de la apertura concuerda con la teoría para mejorar el bienestar de la psicóloga Barbara Fredrickson, conocida como «modelo de ampliación y construcción».[300] Fredrickson propone que, además de buscar la felicidad para nosotros mismos, también fomentemos estados positivos en quienes nos rodean, no como un fin en sí mismo, sino para sentar las bases de un mayor crecimiento psicológico y un mejor bienestar físico a largo plazo.

Como señalamos en las lecciones cuarta y quinta, tenemos sesgos que producen pensamientos de preocupación, los cuales hacen que nos centremos en posibles amenazas. Se trata de una estrategia adaptativa desarrollada para ocuparnos de los problemas, pero dado que ahora vivimos en un mundo cada vez más complejo, con numerosas amenazas imaginarias, estrechar nuestro enfoque puede resultar contraproducente. A diferencia de las emociones negativas, las positivas amplían nuestra atención, nuestros pensamientos y nuestra conducta, lo que nos brinda más oportunidades para desarrollar nuestro ingenio. En un estudio de Fredrickson y su equipo, se pidió a un grupo al azar de participantes que vieran vídeos, o bien de pingüinos jugando, o bien de campos, arroyos y montañas con un tiempo cálido y soleado, ambos para inducir emociones positivas.[301] Otros participantes vieron una escena de la película *Único testigo* (1985) en la que un grupo de jóvenes se burla de la comunidad *amish*. Este vídeo despertaba emociones negativas de ira y miedo. Después tuvieron que realizar una tarea de comparación de dos matrices visuales para determinar cuál se parecía más al objetivo (fig. 6.1).

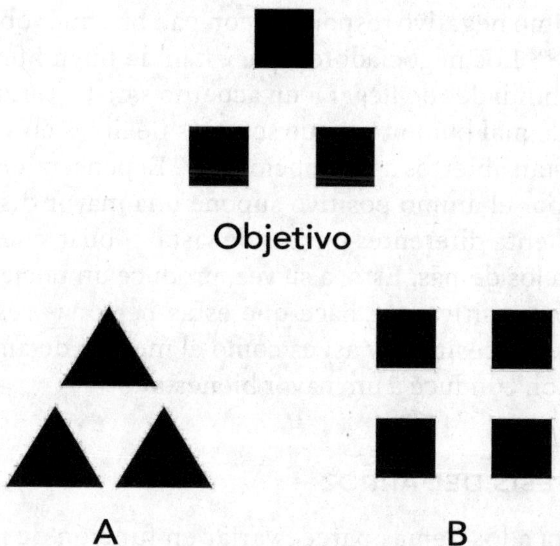

Fig. 6.1. Tarea de procesamiento visual global/local (tomado de Fredrickson y Branigan, 2005).

No hay una respuesta correcta. El patrón A tiene la misma disposición general o de grupo (pirámide), mientras que el patrón B presenta una disposición distinta, pero con elementos locales del mismo tipo. Los participantes que vieron los vídeos que suscitaban emociones positivas tendían a juzgar que la disposición triangular del patrón A era más parecida al objetivo que el patrón B. Los que se decantaron por el B estaban más concentrados. Se interpretó que la inducción del ánimo positivo hacía que las personas se abrieran más, mientras que el negativo hacía que redujeran su enfoque.

Según el modelo de Fredrickson, el ánimo positivo conduce a un pensamiento más expansivo, mientras que el negativo nos lleva a concentrarnos en los detalles. Es un punto de vista interesante, ya que tendemos a asociar la felicidad con la despreocupación, mientras que solemos pensar que el genio creativo nace de la seriedad y la desesperación atormentada. Sin embargo, parece ocurrir lo contrario. Cuando las personas son más felices, son más ingeniosas y están más abiertas a otras posibilidades. Por ejemplo, tras la inducción del ánimo positivo, a los sujetos se les ocurren más asociaciones novedosas para la palabra *alfombra*, como *limpia* o *voladora*, mientras que a quienes se les ha inducido un ánimo negativo responden con palabras más obvias, como *alfombrilla*.[302] Los negociadores que están de buen humor tienen más probabilidades de llegar a un acuerdo satisfactorio que quienes están de mal humor, porque son más flexibles en su forma de pensar y están abiertos a más opciones.[303] El pensamiento flexible generado por el ánimo positivo supone una mayor disposición a tener en cuenta diferentes puntos de vista, probar nuevas ideas y acercarse a los demás. Esto, a su vez, produce un bucle de retroalimentación positiva que hace que estas personas resulten más simpáticas y accesibles, y así es como el modelo de ampliación y construcción conduce a un mayor bienestar.

La hipótesis del arroz

La apertura a los demás parece variar en función de nuestro lugar en el mundo. He vivido y trabajado en muchos sitios, y una cosa que muchas personas y yo hemos comentado es lo amables y abiertas que son algunas poblaciones en comparación con otras. En el Reino Unido, los escoceses, irlandeses, galeses y norteños son famosos por su amabilidad, frente a los londinenses, en el sur, mucho más reservados y menos propensos a hablar con desconocidos. En Estados Unidos, los sureños son conocidos por su hospitalidad, mientras que a los bostonianos y a los neoyorquinos se los considera más secos.

Por supuesto, son generalizaciones, pero sí parece haber variaciones regionales que apuntan a que el entorno influye en cómo nos comportamos los unos con los otros. Una muestra representativa de cuatrocientos mil residentes en el Reino Unido reveló que en la mayor parte de Escocia y en algunas zonas del norte y del suroeste de Inglaterra, así como en la región de Anglia Oriental, prevalecían unos altos niveles de afabilidad, lo que indica que un desproporcionado número de habitantes de estas zonas eran cordiales, confiados y amables.[304] En cambio, los niveles más bajos de afabilidad se concentraban en el centro y el Gran Londres, lo que indica que un desproporcionado número de habitantes de estas zonas eran poco cooperativos, pendencieros e irascibles.

Al haber crecido en Escocia y vivido en Cambridge (Reino Unido), Boston (Estados Unidos) y Somerset (suroeste de Inglaterra), puedo decir que esta variación regional coincide en líneas generales con mi impresión y mi experiencia. Lo que ocurre en el Reino Unido también se puede decir de otros grandes países con poblaciones muy numerosas, como Estados Unidos y China. Tal vez los seres humanos seamos una sola especie, pero nos comportamos de forma muy distinta a lo largo y ancho del mundo. ¿A qué se deben estas diferencias geográficas? ¿Acaso las personas que son más o menos afables se mudan a estos lugares? ¿O son la cultura y el entorno lo que las hace afables?

Es difícil responder a estas preguntas, ya que la cultura, la historia, la política y otros muchos factores contribuyen a la psicología de las personas que viven juntas, pero hay algunos testimonios interesantes. Cuando Thomas Talhelm estudiaba Ciencias de la Conducta, pasó su época universitaria en China, un inmenso país con más de mil millones de habitantes. Al principio vivió en Cantón, en el sur, y observó que, cuando se cruzaba con los lugareños en el concurrido supermercado del barrio, se ponían tensos, rehuían el contacto visual, se apartaban torpemente y evitaban cualquier conflicto. Eran tímidos con los desconocidos y se cuidaban de no tener encontronazos con ellos. Sin embargo, cuando visitó Harbin, en el norte de China, notó que la gente se comportaba de forma muy diferente. Eran mucho más independientes, contestatarios y extrovertidos. ¿Por qué eran tan distintas las poblaciones de ambas regiones?

A Talhelm se le ocurrió un modelo de ampliación y construcción basado en la agricultura. Pensando en China, señaló que al sur del río Yangtsé, donde el clima es más cálido y las lluvias más abundantes, los agricultores cultivan arroz desde hace al menos diez mil años, mientras que al norte del río se dedican al trigo.[305] Los cultivos difieren considerablemente en su forma de explotación. El arroz requiere el doble de mano de obra en comparación con el trigo, y también riego.[306] Un sistema de riego cuadriplica el rendimiento del arroz, pero construirlo o mantenerlo excede la capacidad de un solo agricultor. Una familia por sí sola no puede permitirse la mano de obra suficiente para sobrevivir cultivando arroz, por lo que depende del esfuerzo colectivo de los agricultores. También hay que compartir el riego, ya que la misma agua abastece a las explotaciones vecinas. Por tanto, el cultivo del arroz requiere cooperación y genera responsabilidad compartida e interdependencia, en comparación con el cultivo del trigo. ¿Podrían estas diferentes prácticas agrícolas influir en la conducta de las respectivas comunidades?

Cuando Talhelm analizó varios indicadores psicológicos de diferentes estilos de pensamiento, descubrió que existía una división respecto al trigo y al arroz, como preveía, y que los habitantes de las regiones trigueras del norte obtenían puntuaciones más altas en individualismo psicológico.[307] El individualismo hace hincapié en el individuo y sus derechos, en su independencia y sus relaciones con los demás. Para medir el individualismo implícito o inconsciente, se pidió a un grupo de sujetos de las comunidades trigueras y arroceras que dibujaran una red de círculos que los representaran a ellos y a sus amigos, es decir, un sociograma. Por ejemplo, en el sociograma de la figura 6.2, yo soy amigo de Mel, Laurie y Paul. Laurie y Paul también son amigos, pero no lo son de Mel. Por otro lado, he decidido dibujarme más grande que a otros miembros de la red.

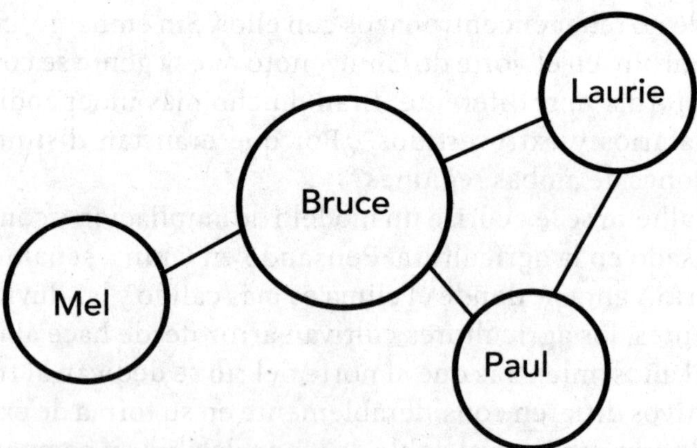

Fig. 6.2. Ejemplo de sociograma que representa las conexiones entre individuos dentro de una red de relaciones sociales.

Cuando se les solicitó que dibujaran el mismo tipo de sociograma, los habitantes de las regiones trigueras se dibujaron a sí mismos más grandes que a sus amigos, mientras que los de las regiones arroceras se dibujaron más pequeños. Por lo general, las personas procedentes de países individualistas, como Estados Unidos y el Reino Unido, se dibujan a sí mismas más grandes, mientras que las que forman parte de sociedades colectivistas, como Japón —donde cada cual tiende a considerarse parte de un grupo mayor (familiar o social), en vez de un ser aislado e independiente—, se dibujan más pequeñas.[308] El pensamiento también es más analítico y concentrado en las regiones trigueras, en comparación con las colectivistas regiones arroceras. La misma división agrícola-psicológica se observó también en la India, otro gran país donde el arroz y el trigo se cultivan en distintas regiones geográficas.[309]

Otros indicadores fuera del laboratorio encajaban de igual modo con el patrón individualista en las regiones trigueras y colectivista en las arroceras. Las tasas de divorcio suelen ser más elevadas en las sociedades individualistas,[310] y en efecto lo eran en las regiones trigueras de China. Incluso la forma en que las personas se comportaban en público cuando creían que pasaban relativamente inadvertidas mostraba esta diferencia entre individualismo y colectivismo. Talhelm y su equipo entraron en distintas cafeterías Starbucks de varias ciudades del norte y el sur de China para observar el comportamiento natural de los clientes.[311] En las regiones del norte, trigueras, la gente era más propensa a sentarse sola (35 por ciento) que en las franquicias de Starbucks en el sur (20 por ciento). Después, los investigadores de las distintas franquicias de Starbucks movieron las sillas para obstaculizar parcialmente el paso y observaron la reacción de los clientes. Habían previsto, basándose en lo ya registrado, que las personas de las culturas individualistas tenderían a cambiar los elementos del entorno para corregir la situación, mientras que las de las culturas colectivistas serían propensas a adaptarse a la situación. Solo el 3 por ciento de la región arrocera movieron las sillas, mientras que la mayoría prefirieron pasar apretados por los huecos, frente al 20 por ciento de las regiones trigueras que apartaron las sillas de su camino.

Dado que el individualismo es una de las principales características de los países industrializados occidentales, su auge se ha vinculado al crecimiento económico. Sin embargo, la hipótesis del arroz explica por qué el individualismo no puede ser una mera consecuencia de la riqueza personal derivada de la modernización. Este vínculo se observa en todo el mundo, con la excepción de Asia Oriental, donde se encuentran algunos de los países más ricos, como Japón, Taiwán, Corea del Sur y Singapur, y, sin embargo, sus habitantes son menos individualistas de lo que cabría esperar, dados los patrones del resto del mundo. El factor común de estos países es que son todos culturas tradicionalmente arroceras o han sido colonizados por ellas.[312]

Es importante señalar que las personas evaluadas en estos estudios no eran agricultores, sino descendientes de familias que habían crecido en el seno de estas comunidades. No se trata de biología, sino del fruto de la crianza y la cultura. Las diferencias observadas se transmitieron durante el desarrollo infantil, pero la influencia de los padres está cambiando a medida que el mundo es más abierto y se tiene más contacto con puntos de vista distintos. Un reciente estudio sobre la primera generación de inmigrantes bangladesíes británicos y la segunda, que ya ha crecido en el Reino Unido, revela que, si bien el colectivismo tradicional de los inmigrantes se transmite verticalmente a los hijos, estos también adquieren, de forma horizontal, modos de pensar más individualistas tomados de sus compañeros de clase y de las omnipresentes redes sociales.[313]

Confía en mí

Nuestra felicidad depende de nuestras relaciones. Y, en lo que respecta a las relaciones sociales humanas, la confianza es el ingrediente más importante. La confianza es la voluntad de asumir un riesgo o de situarnos en una posición de vulnerabilidad con la expectativa de que la otra parte nos corresponderá y no se aprovechará de nosotros. Cuando dos personas confían la una en la otra, se liberan de la competencia y salen reforzadas gracias al interés mutuo. Sin confianza, las relaciones están condenadas al fracaso. Sin confianza, no podemos estar seguros de si habrá otros que se aprovechen de nosotros, lo que nos coloca en un estado de constante vigilancia y preocupación. La vulneración de la confianza entre las parejas sentimentales, la infidelidad, se considera la forma más dolorosa de traición, y su venganza es la principal causa de los asesinatos conyugales. Lo sorprendente es que, cuando un asesinato es calificado de «crimen pasional», la mayoría de los tribunales del Reino Unido y Estados Unidos reducen la condena del autor: tal es la importancia que concedemos a la confianza en una relación.[314]

En las familias funcionales, los niños pequeños, que dependen por completo de los demás, confían implícitamente en sus padres. Una parte importante de nuestro desarrollo social consiste en aprender en quién más confiar, y el grado de confianza depende de la cercanía de la relación. Cuanto más alejadas están las partes en una relación, menos confianza hay y más dependemos de los reglamentos y las leyes para garantizar que todos acaten las normas. La banca, la sanidad, la educación y el comercio se basan en la promesa de la confianza, pero es la ley la que vela por su cumplimiento.

Depositamos nuestra confianza en los demás porque somos una especie social que necesita cooperar para sobrevivir, y esa cooperación implica a menudo la vulnerabilidad. Para combatirla, el ser humano ha desarrollado formas de establecer la confianza. Si piensas en los orígenes de las conexiones sociales en nuestra evolución, de los que hablamos en la segunda lección, recordarás que es el mecanismo del altruismo recíproco lo que forjó los lazos de la confianza mutua. Incluso disfrutamos de una sensibilidad especial para detectar sin esfuerzo a los que hacen trampas.[315] Por ejemplo, identificamos más rápido a quienes incumplen las normas sociales que a quienes las respetan.

La confianza es tan importante que estaríamos dispuestos a pagar por castigar a quienes la transgreden, aunque nos perjudique hacerlo. Por ejemplo, en un estudio con juegos económicos donde a un grupo de adultos se le dio la oportunidad de contribuir a un fondo para beneficiar al grupo cuando se repartiera, existía el peligro de que algunos aportaran menos y, sin embargo, salieran beneficiados del reparto.[316] Al principio la participación en el juego era anónima, pero luego, después de cada ronda, se identificaba a los tramposos y se concedía a los demás miembros del grupo la oportunidad de «multarlos», pagando por la oportunidad de castigarlos. Aunque supusiera un coste individual, estuvieron dispuestos a pagar por el privilegio de castigar a los tramposos. Sin embargo, en las rondas sucesivas se dejó de hacer trampas, lo que indica que el *castigo altruista* sirvió para acabar con las trampas como estrategia. Este tipo de juegos económicos en el laboratorio revelan que la confianza es esencial para la cohesión del grupo.

En el mundo real, la confianza entre personas y grupos varía, lo que repercute en la calidad de las sociedades. Robert Putnam, politólogo de la Universidad de Harvard, quiso saber por qué en Italia había tanta variabilidad regional en lo relativo a la corrupción y la eficiencia de los servicios públicos. Llegó a la conclusión de que las sociedades exitosas dependían de las redes, las relaciones, las normas, los valores y las sanciones informales, un conjunto de factores que resumió con el término *capital social*.[317] Cuando estos factores están presentes, es más probable que los habitantes vivan en armonía y obedezcan las normas. Las comunidades con un alto capital social tienen menores tasas de delincuencia y una mejor educación, así como una buena economía. Los ingredientes del capital social son el compromiso cívico, la rendición de cuentas y, sobre todo, la confianza.

Muchas sociedades actuales son multiculturales, lo que significa que hay diferentes grupos que pueden entrar en conflicto. Nos identificamos con nuestro endogrupo, que diferenciamos de los demás, es decir, del exogrupo. Sin embargo, el capital social surge como un equilibrio de confianza que se genera a través de los vínculos afectivos con el endogrupo y los puentes que se tienden con el exogrupo. Ambos son necesarios y sirven para fines distintos. La vinculación afectiva es la confianza que brota de las relaciones interpersonales existentes en los grupos estrechamente unidos, como el de los amigos y el de la familia. Estas son las personas que con más probabilidad nos ayudarán a salir de una crisis o acudirán en nuestra ayuda. Pueden considerarse el pegamento que une a las personas. La confianza entre exogrupos es más como un lubricante o un amortiguador, ya que reduce la tensión entre los distintos grupos y comunidades, que tienden a dividirse.[318] En la sociedad moderna, la confianza genuina en el exogrupo es más importante que la que se deposita en el endogrupo, porque las instituciones y organizaciones que mantienen la cohesión y la integridad de una sociedad compleja funcionan mejor cuando los distintos grupos cooperan y contribuyen por igual. Cuando estas instituciones funcionan con eficacia, la confianza en los exogrupos puede reducir la dependencia de los individuos respecto a sus amigos y familiares, lo que potencia su autonomía.

El empoderamiento y la confianza son claves para el buen funcionamiento de la sociedad y, por tanto, para la felicidad. El empoderamiento propicia la cooperación de las personas con los exogrupos, lo que aumenta la confianza y estimula la cohesión social y el crecimiento económico, lo que, a su vez, redunda en la felicidad. Por ejemplo, el Informe Mundial de la Felicidad del 2020 indicaba que los cinco países nórdicos (Finlandia, Dinamarca, Noruega, Suecia e Islandia) han encabezado las tablas de clasificación de la felicidad en los últimos diez años. Estos países no solo tienen los ciudadanos más felices, sino que son menos corruptos y más seguros, están más cohesionados y son más igualitarios en distintos indicadores del desarrollo humano. Deben pagar unos impuestos más elevados para sufragar ayudas en el ámbito de la salud, el empleo y las prestaciones familiares, pero se antoja un precio que merece la pena pagar si se consigue una mayor cohesión social.[319]

Es cierto que el dinero es importante para el bienestar, pero los países más felices no son los más ricos. Más bien son aquellos cuyos ciudadanos son más confiados. En el 2019, en una extraña prueba de honradez ciudadana, se dejaron diecisiete mil carteras con dinero en lugares públicos de 355 ciudades de 40 países para determinar qué porcentaje se devolvería.[320] Suiza, Noruega, Países Bajos, Dinamarca y Suecia encabezaron la clasificación de la honradez, con entre el 70 y el 80 por ciento de personas que devolvieron la cartera. Como se ha señalado antes, son los mismos países que suelen ocupar los primeros puestos en la lista de los más felices del mundo. En la parte inferior de la tabla de la confianza se situaron países como Estados Unidos y el Reino Unido; China ocupaba el último lugar. De nuevo, en comparación, estos países también figuran en los últimos puestos de las tablas de la felicidad. Por supuesto, son solo correlaciones, pero apuntan a una relación que parece lógica: la confianza es fundamental para alcanzar unos niveles altos de felicidad. La Encuesta Mundial de Valores que se viene realizando desde hace treinta años formula la siguiente pregunta: «En términos generales, ¿diría usted que se puede confiar en la mayoría de las personas, o bien que nunca se es demasiado cuidadoso al tratar con la gente?». Los autores de los distintos informes constatan invariablemente que «las personas con altos niveles de confianza social e institucional son más felices que las que viven en entornos menos confiados y poco dignos de confianza». También señalan que quienes son más felices son asimismo más longevos y cooperativos, más capaces en general de hacer frente a las exigencias de la vida y, de nuevo, más confiados.[321]

Hacer amigos

Todos necesitamos establecer relaciones de confianza para ser felices, aunque solo sea para evitar los peligros de la soledad. Sin embargo, es una habilidad que muchos de nosotros parecemos perder con la edad. En el 2018, el equipo de la campaña «Be More Us» (Seamos Más Nosotros) para acabar con la soledad produjo un impactante vídeo en el que aparecían unos niños pequeños trabando amistad con adultos sentados a solas en una cafetería.[322] El vídeo empieza con la pregunta: «¿Hemos olvidado cómo hacer amigos?», y después muestra lo incómodos que se sienten los adultos cuando se les acercan niños que quieren ser sus amigos. Los niños hacen preguntas como: «¿Por qué estás sentado solo, dónde están tus amigos?». Enseguida estas inocentes preguntas enternecen a los adultos, que se vuelven más receptivos y amigables. Todo ello, por supuesto, está preparado, pero pone de manifiesto que de adultos tendemos a no interactuar con desconocidos, mientras que los niños están encantados de ponerse a hablar con cualquiera.

La vida contemporánea está llena de oportunidades para entablar conversación. Los habitantes de las ciudades viven y trabajan muy cerca unos de otros, pero es llamativo que algunas de las zonas más densamente pobladas sean también las menos amables.[323] La modernización urbana aumenta la riqueza (y la riqueza está asociada a una mayor felicidad), pero, paradójicamente, los niveles de felicidad en las grandes ciudades son más bajos que en comunidades más pequeñas. Una de las razones es que los desconocidos que están muy cerca unos de otros tienden a ignorarse mutuamente.

En el 2016, el estadounidense Jonathan Dunne emprendió una campaña para animar a los pasajeros del metro de Londres a que hablaran entre ellos. Repartió unas chapas en las que se leía la invitación: «¿Charlamos en el metro?», con el fin de romper el hielo.[324] La reacción a esta campaña fue muy negativa. El periódico *The Guardian* afirmó que las chapas «habían horrorizado a los viajeros», lo que dio alas a la campaña rival «¡Cállate!»[325] en las redes sociales. Su fundador, el londinense Brian Wilson, incluso repartió una chapa con el eslogan: «¡Ni se te ocurra hablar conmigo!», y las instrucciones: «¡Diles que prefieres beberte una pinta de lejía que hablar con ellos!». La campaña para charlar en el metro acabó siendo un fracaso, ya que solo uno de cada cinco viajeros aceptaba las chapas de Dunne. ¿De verdad los londinenses son tan ariscos? Al año siguiente, una encuesta de YouGov reveló que dos tercios de los londinenses prefieren no hablar con los demás pasajeros, pero esto también ocurre con alrededor de la mitad de la población de otras grandes ciudades.[326]

Algunos evitamos activamente la interacción social. Otra estadounidense, la introvertida periodista Jessica Pan, narró en el libro *Sorry I'm Late, I Didn't Want to Come* (Siento llegar tarde, es que no quería venir) el año entero en que se obligó a socializar.[327] Como muchos de los que rehúyen las interacciones sociales, aprovechaba su etiqueta de introvertida para excusarse y no salir, pero al ver las oportunidades que se estaba perdiendo no tardó en darse cuenta de que su vida de autocuidados y noches en casa la estaba limitando. Pan se sumergió a fondo en la conexión social: empezó a utilizar aplicaciones para hacer amigos e incluso llegó a dar un monólogo cómico en el festival Fringe de Edimburgo. Siendo una persona introvertida, predijo que odiaría esas experiencias, pero al final apreció los indiscutibles beneficios de relacionarse con los demás. En lo que respecta a la interacción social, a veces tenemos que cuestionar nuestras premisas. Al evitar las oportunidades de relacionarnos, quizá estemos agravando nuestra infelicidad a causa del aislamiento.

En un influyente estudio del 2014 titulado *Mistakenly Seeking Solitude* (La equivocada búsqueda de la soledad), los psicólogos Nicholas Epley y Juliana Schroeder informaron sobre una serie de investigaciones en torno a la actitud de los usuarios del transporte público de Chicago al entablar conversación y los efectos de estas interacciones espontáneas para el bienestar.[328] Como en el caso de la campaña de Jonathan Dunne, la gente de las grandes ciudades rara vez habla entre sí en sus desplazamientos diarios; de hecho, intentan distanciarse de sus compañeros de trayecto. Epley y Schroeder quisieron saber por qué nos comportamos así. ¿Interactuar con desconocidos es desagradable y por eso lo evitamos? ¿O pensamos por error que interactuar con desconocidos será desagradable? A la pregunta de si hablarían con un desconocido en una sala de espera, casi todos los encuestados (el 93 por ciento de 203 individuos) respondieron que no lo harían. Una gran mayoría (76 por ciento) dijo también que evitaría hablar con un desconocido en un tren.

En los estudios de Epley y Schroeder, los asistentes de la investigación se acercaban a los pasajeros y les pedían que entablaran conversación con un desconocido, que se sentaran solos o que hicieran lo habitual en sus viajes. Al final del trayecto se les entregaba una encuesta para que la completaran. Por otro lado, solicitaron a otros tres grupos de pasajeros que predijeran cómo serían sendas experiencias si siguieran las mismas instrucciones. En una escala de cero («Nada contento») a seis («Muy contento»), los viajeros que entablaron conversación con un desconocido declararon sentirse mucho más contentos después de su trayecto que los otros dos grupos; los del grupo solitario, por su parte, reportaron sentimientos negativos. Estos resultados reales fueron los contrarios a los de los grupos que debían predecir cómo se sentirían si tuviesen que hablar con un desconocido o se les diera la oportunidad de estar solos. Dicho de otro modo, creemos que estar solos en nuestro viaje es lo más agradable y que tener que hablar con un desconocido es lo peor, cuando en realidad es al revés. Una explicación, verificada en un estudio posterior, es que los viajeros preveían que el intento de entablar conversación sería una experiencia negativa, pero cuando se les preguntaba cómo se sentirían después de hacerlo con éxito se mostraban mucho más positivos.[329] En otras palabras, la gente sabe que es bueno hablar, pero la posibilidad de fracasar en su intento les impide hacer el esfuerzo de buenas a primeras.

Una de las razones por las cuales la gente no entabla conversación es que piensan que parecerán groseros e intrusivos. También les preocupa no tener nada en común con la otra persona o, peor aún, ser ignorados o rechazados. Esto no suele basarse en malas experiencias previas. Si todo el mundo piensa así, se produce la llamada «ignorancia pluralizada», por la que todos creen que los demás tienen poco interés en entablar conversación.[330] Lo mismo ocurre con la confianza y la honradez. En el ya citado estudio de las carteras perdidas, la mayoría de las personas, tanto expertas como no expertas, predijeron unos niveles mucho más bajos de honradez a la hora de devolver las carteras. Tendemos a tener una mala opinión de nuestros conciudadanos.

La ignorancia pluralizada explica la llamada «brecha del agrado», en la que muchos incurrimos.[331] Pensamos que no vamos a caer tan bien a los demás como en realidad les caemos. Incluso después de haber conversado con otros, tendemos a subestimar el agrado que les hemos causado. Tanto si se trata de desconocidos que entablan conversación, de estudiantes en su primer año de universidad que se están conociendo o de los participantes en un taller, las personas siempre piensan que no caen tan bien a los demás como en realidad les caen.

Asimismo somos propensos a sobrestimar la percepción de nuestras supuestas deficiencias por parte del interlocutor. El denominado *efecto foco* es la tendencia a dar por hecho que los demás repararán más en nuestros defectos de lo que ocurre en realidad.[332] En el estudio original sobre este fenómeno, se pidió a un grupo de estudiantes universitarios que vistieran unas camisetas de color amarillo chillón del músico estadounidense Barry Manilow para ir a clase, algo que no «mola» nada en este grupo demográfico. Debían calcular cuántos compañeros se habían dado cuenta de que llevaban la llamativa camiseta, y estimaron que alrededor de la mitad de la clase se había fijado en ellos, cuando en realidad solo había sido una cuarta parte. Tendemos a sobrestimar la atención que nos prestan los demás, lo cual distorsiona nuestras comparaciones objetivas. Todos sufrimos momentos embarazosos, pero hay que recordar que la mayoría de la gente ni siquiera repara en ellos. Esto ocurre sobre todo cuando se hace una presentación o se actúa delante de otras personas. Aunque los errores propios nos parezcan obvios, el público no sabe cuándo hemos metido la pata.

Es irónico que los seres humanos seamos animales sociales que dependemos unos de otros para nuestro bienestar físico y mental, y que, sin embargo, lo que más miedo nos dé sean los demás. El temor a perdernos algo, a la exclusión, al ostracismo, a la falta de respeto, a la baja autoestima, a hablar en público, a la vergüenza y al ridículo son solo algunos de los miedos con relevancia social que más nos atenazan. Y, sin embargo, en la mayoría de los casos, son infundados. Se trata de meras proyecciones que surgen de nuestro yo egocéntrico. Tal vez no sea fácil hablar con desconocidos o hacer amigos, pero, si nunca lo intentamos, nunca descubriremos lo bien que caemos a los demás.

Ejercicios para la felicidad

- ✓ **Participa en más actividades que brinden oportunidades para la sincronía.** En lugar de ver un espectáculo por televisión tú solo, invita a tus amigos para verlo juntos. Si tienes la oportunidad, participa en actividades en directo, en vez de verlas por televisión. Estas experiencias nos dejan recuerdos que compartir con los demás.
- ✓ **Guarda el *smartphone* durante las interacciones sociales.** Mételo en un bolsillo o en el bolso. Los teléfonos nos distraen y minan la felicidad. También indican que tu atención no se centra en la otra persona mientras charláis.

- ✓ **Practica la escucha activa.** Presta atención a lo que dice la otra persona. Habla menos y escucha más. Haz preguntas interesantes y críticas constructivas.
- ✓ **Aprende a confiar en los demás.** Empieza por hacerles partícipes de tu vulnerabilidad. Puedes empezar diciendo: «Me pone nervioso admitir...».
- ✓ **Entabla conversación con desconocidos.** Un buen lugar para empezar es un bar, donde resulta apropiado mantener una conversación con los camareros. De entrada, lo más conveniente es hablar del tiempo y de cosas parecidas. Puedes probar a hacer algún cumplido si es apropiado. Si los camareros no están por la labor, no insistas. Sobre todo, actúa con precaución y seguridad: es mejor hablar con un desconocido en un espacio público donde haya otras personas.

LECCIÓN SÉPTIMA: SAL DE TU CABEZA

En este libro hemos visto que la evolución convirtió al ser humano en un animal social, dependiente de los demás para la supervivencia física, pero también para el sustento emocional. Empezamos siendo unos bebés indefensos, necesitados de unos padres con los que, por nuestra predisposición biológica, formamos vínculos emocionales. Al principio, estos vínculos abarcan a nuestra familia inmediata, pero después se extienden a los amigos y a otras personas conforme forjamos una identidad social estable y formamos grupos durante la infancia. Como individuos, empezamos teniendo un sentido del yo que en primera instancia es egocéntrico, pero que se integra cada vez más con los demás, aunque el sesgo egocentrado nunca desaparece del todo. Cuando nos vemos amenazados o estamos estresados o bajo presión, volvemos a nuestro yo egocéntrico y nos centramos en nosotros mismos. Esto tiene sus inconvenientes, porque siempre que ponemos el foco en nuestros problemas desde el punto de vista egocéntrico nos preocupamos en exceso y rumiamos pensamientos negativos. Tratamos de ser felices, pero nos lo impide un cerebro que emite juicios poco ajustados a la realidad y presta demasiada atención a la información negativa, sobre todo a cualquier cosa que pueda amenazar nuestra posición social o conducir a la exclusión o al aislamiento. A lo largo de este libro he sostenido que, si nos esforzamos por ser menos egocéntricos, podemos reducir esta negatividad, fortalecer nuestras relaciones con los demás y mejorar nuestro bienestar. En esta última lección pretendo retomar el mensaje de la primera: debemos intentar cambiar nuestro ego para tener en cuenta otros enfoques que puedan ayudarnos a ser más alocéntricos.

Esto lo hacemos cuando nos relacionamos con otros, pero también es posible llevarlo a cabo solos si logramos salir de nuestra propia cabeza.

De viaje

El día que Timothy Leary murió, el 31 de mayo de 1996, yo estaba trabajando en mi despacho del Departamento de Psicología de Harvard cuando llamaron a la puerta. Leary, al que Richard Nixon se refirió como «el hombre más peligroso de Estados Unidos», se hizo famoso en la década de 1960 al convertirse en el paladín de las drogas alucinógenas.[333] Como Leary había sido profesor de Psicología en mi departamento hasta que lo despidieron, se presentó un intrépido reportero del *Boston Globe* para recabar opiniones o declaraciones de sus antiguos colegas. Leary impartió clase en la universidad mucho antes que yo, le expliqué, por lo que no tenía nada que declarar ni opinar, pero después de que el reportero se marchara, reflexioné sobre mi propia experiencia con los alucinógenos cuando era adolescente en Escocia, veinte años atrás.

A los quince años me aficioné a la detección de metales. Me pasaba horas en el parque del barrio desenterrando monedas que llevaban allí décadas, a veces siglos. Es un pasatiempo muy absorbente, ya que requiere una atención constante para percibir cualquier cambio repentino de tono que indique un tesoro oculto. La mayor parte del tiempo me mantenía ajeno a todo lo demás mientras pasaba adelante y atrás el cabezal del detector, excepto un día en que me fijé en un grupo de chicos mayores que inspeccionaban el suelo como si estuvieran buscando algo. A menos que salgan juntos de excursión, los «detectoristas» pueden ser muy territoriales, así que me acerqué y les planté cara, y entonces supe que no estaban buscando monedas perdidas. ¿Qué estaban buscando? Resultó que habían salido a recoger unos pequeños hongos alucinógenos conocidos como «setas mágicas».

En aquella época de mi vida, como la mayoría de los adolescentes, yo estaba experimentando. Al descubrir esta fuente natural y gratuita —y, por entonces, legal— de *psilocibina*, un principio activo que altera el cerebro, mis amigos y yo pasamos muchas tardes de viaje con las setas. Con el tiempo abandoné esta costumbre, pero creo que mis primeros experimentos con las setas alucinógenas me cambiaron.

Si alguna vez has tomado alucinógenos, no hace falta que te explique cómo es un viaje psicodélico. Si nunca lo has hecho, no hay forma de explicar cómo es un viaje psicodélico, pero voy a intentarlo. Después de la hora inicial de náuseas desgarradoras a medida que las toxinas surten efecto, se sienten ráfagas de calor que suben por el cuerpo en oleadas que se convierten en una apabullante sensación de euforia. Hay diferentes formas de colocarse que pueden producir estas sensaciones, pero no es eso lo que hace que los viajes psicodélicos nos cambien tanto la vida.

Durante un viaje, todos los componentes de la mente se alteran: sensaciones, percepciones, emociones y cogniciones. Cada experiencia consciente se distorsiona e intensifica, y surgen nuevas oportunidades para el descubrimiento. Las cosas tienen un sabor distinto, la música es más melódica, la gente es más guapa y la naturaleza es maravillosa. Todo se vuelve mágico y sobrenatural. Las plantas y los árboles parecen respirar, el mundo natural cobra vida. Nos invade una sensación de alegría. No es solo la euforia, sino una nueva forma de experimentar la realidad lo que hace tan potentes los alucinógenos. Uno se maravilla ante el universo y todo lo que hay en él. Uno se siente despierto, como si hubiese estado viviendo en un sueño mundano y ahora pudiera verlo todo con claridad. Se siente en comunión con el cosmos. La alucinación psicodélica destruye nuestro sentido normal y mundano del yo, del que hemos llegado a depender tanto en nuestra vida cotidiana.

Cuarenta y cinco años después, soy un respetable profesor de Psicología que ya no toma drogas alucinógenas y no le recomendaría a todo el mundo que lo hiciera (a diferencia de Leary). Sin duda, los alucinógenos no son para todas las personas. Aparte de ser ilegales (los hongos alucinógenos se prohibieron en el Reino Unido en el 2005), tienen efectos secundarios potencialmente perjudiciales para el bienestar psicológico de algunos individuos, sobre todo de aquellos que son propensos a la ansiedad generalizada.[334] Las alucinaciones y el sentido del yo distorsionado que producen las drogas psicodélicas pueden causar despersonalización y estados disociativos. Si, por el contrario, puntuamos alto en rasgos de la personalidad como la curiosidad, la apertura y la aceptación, y tenemos la capacidad de alcanzar el estado de rendición —la voluntad de desprendernos de los objetivos, constructos, costumbres y preferencias personales—, entonces es probable que tengamos experiencias positivas o «un buen viaje». Una revisión sistemática de los escasos pero crecientes estudios sobre los efectos de las drogas alucinógenas reveló que esos eran los rasgos que mejor predecían una experiencia «mística» durante una sesión evaluada (fig. 7.1).[335] Cabe destacar que estos predictores positivos son más afines a un ego atenuado y a una perspectiva más alocéntrica. Quienes se acercan a los alucinógenos con una mentalidad positiva y abierta y en estado de rendición también son más propensos a experimentar una disolución positiva del ego.

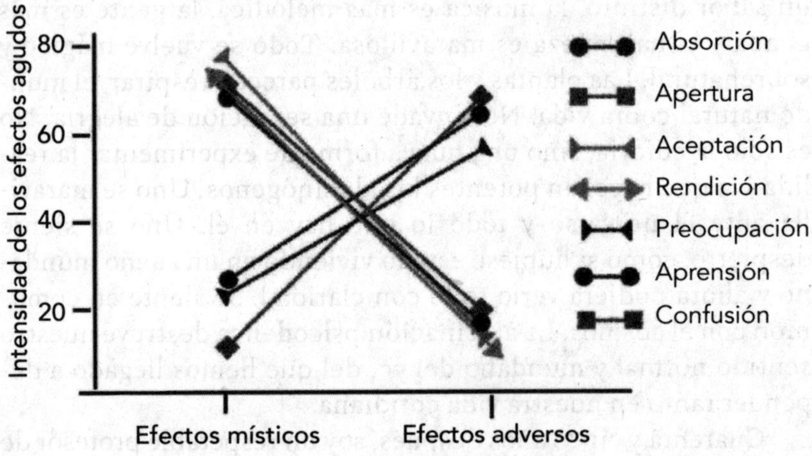

Fig. 7.1. Rasgos predictores de experiencias de viaje positivas («místicas») frente a negativas («adversas»). (Adaptado de Aday *et al.*, 2021.)

Por otra parte, los estados y rasgos asociados con la preocupación, la aprensión y la confusión, así como con la falta de voluntad para desprenderse de una fuerte perspectiva egocéntrica, tienen más probabilidades de provocar reacciones adversas.

A pesar de los posibles inconvenientes y efectos adversos, en la práctica clínica hay cada vez más interés en los alucinógenos para tratar la depresión y los trastornos de estrés postraumático que no responden a los planteamientos convencionales. Bajo la supervisión correcta, tras la evaluación de la personalidad del paciente y el consentimiento informado, la psicoterapia psicodélica ha demostrado ser muy eficaz. Según un estudio clínico, casi tres cuartas partes (71 por ciento) de los pacientes con depresión grave incurable muestran una notable mejoría que dura al menos cuatro semanas.[336] A diferencia de otros medicamentos y drogas recreativas, las psicodélicas presentan un bajo riesgo de dependencia y adicción, por lo que son una opción atractiva. Oregón es, desde el 2023, el primer estado de Estados Unidos en legalizar la psilocibina para su uso en psicoterapia psicodélica, mientras que otros, como Colorado, Connecticut y California, están considerando introducir cambios similares en sus leyes.[337] Parece que ha llegado un renacimiento psicodélico. Sin embargo, aunque existen programas de investigación de alucinógenos en otras partes del mundo, como Londres, no hay planes inmediatos fuera de esos estados americanos de legalizar el consumo de drogas psicodélicas con fines médicos, aunque se está evaluando su eficacia en los tratamientos. Existe tanta polarización entre los defensores y los detractores de la psicoterapia psicodélica que es poco probable que a corto plazo cambie la ley.[338]

Una de las razones de la eficacia clínica de las drogas psicodélicas para tratar la depresión es que inciden en los mecanismos cerebrales que generan nuestro sentido del yo y de los demás. Las sustancias alucinógenas suelen ir acompañadas de experiencias místicas, de la disolución del ego e incluso de su aniquilación, incluida una creciente sensación de comunión con el cosmos. Los estudios con imágenes cerebrales han demostrado que la dietilamida de ácido lisérgico, más conocida como LSD —un potente alucinógeno similar a la psilocibina—, actúa sobre la red neuronal por defecto de la que hablamos en la quinta lección, lo que concuerda con lo reportado por quienes han consumido LSD: que cambia su sentido del yo y la conexión con los demás.[339]

Las vívidas experiencias de una realidad alterada se mantienen hasta mucho tiempo después de haber desaparecido los efectos de la psilocibina. Tras el tratamiento psicodélico, los pacientes suelen afirmar que el viaje ha sido una experiencia trascendental que ha cambiado su visión de la vida. Hoy todavía miro los árboles y recuerdo cómo parecían respirar y palpitar llenos de vida bajo los efectos de los hongos alucinógenos. Aquellas primeras experiencias de pérdida del yo al consumir drogas psicodélicas me causaron una profunda impresión que aún me acompaña, tanto en mi vida privada como en la profesional. Las deconstrucciones temporales aparejadas a los viajes me hicieron cobrar consciencia de que mi yo era un constructo en desarrollo.[340] Para algunos puede ser aterrador, pero para mí fue liberador y cambió por completo mi perspectiva. Fue una de las razones por las que fui a la universidad a estudiar psicología paranormal y lo sobrenatural, que solo abandoné en favor de la floreciente ciencia de la mente.

Descubre la capacidad de asombro

A lo largo de la historia de la humanidad se han consumido drogas alucinógenas de distintos modos y en distintas fórmulas para alcanzar estados mentales eufóricos y alterados, a menudo durante rituales y ceremonias.[341] Sin embargo, para aquellos que son más cautos respecto al consumo de drogas psicodélicas o poseen los rasgos negativos que predicen las reacciones adversas, o que simplemente respetan la ley, se pueden alcanzar estados menos extremos para cambiar la autorrepresentación por otros medios. En todo el mundo, la gente participa en rituales como las ceremonias religiosas orientados a alterar el sentido del yo sin el consumo de drogas. Los derviches giróvagos son una orden musulmana turca que ejecuta una danza altamente ritualizada para alcanzar estados de trance girando mientras apuntan hacia arriba con la mano derecha y hacia abajo con la izquierda y corean el nombre de Dios. Cada derviche lleva un tocado que representa la lápida del ego y una falda blanca a modo de mortaja. Las vueltas simbolizan la muerte del ego y la unión del alma con Dios.

Se ha demostrado que otras ceremonias religiosas y laicas que incluyen movimientos sincronizados o cánticos en grupo también alteran el sentido del yo y producen sensaciones extáticas. Una de las mejores actividades en grupo para alcanzar estos estados, que además favorece la cohesión y la felicidad, es la práctica del canto en un coro.[342] Un estudio evaluó los umbrales de dolor, la felicidad y los sentimientos de conexión con los demás de un grupo de adultos de edades comprendidas entre los dieciocho y los ochenta y tres años antes de participar en clases de canto, escritura creativa o manualidades.[343] La conexión con los demás se midió con una escala de siete puntos denominada «Inclusión del otro en la escala del yo» (fig. 7.2) que representa visualmente la relación entre el yo y los otros.[344] Esta representación del yo y de los demás como círculos superpuestos es otra forma de medir el egocentrismo y el alocentrismo relativos.

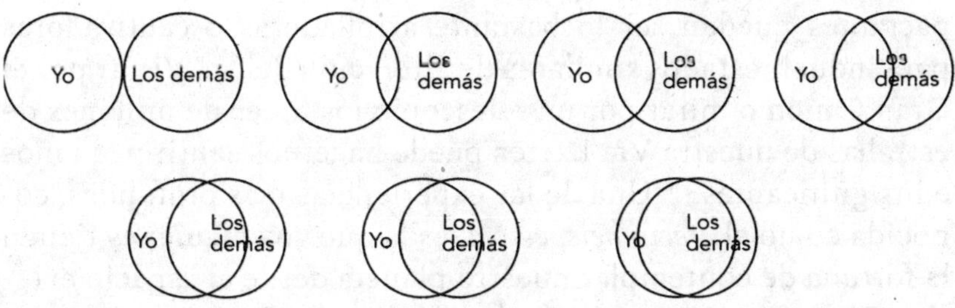

Fig. 7.2. El grado de solapamiento del yo y de los demás es un indicador del egocentrismo y el alocentrismo relativos de la escala «Inclusión del otro en la escala del yo». (Adaptado de Aron *et al.*, 1992.)

Los grupos fueron muestreados poco después del inicio de la serie de clases y, de nuevo, a los tres y a los siete meses. Todos los participantes aumentaron sus indicadores positivos a lo largo del período, lo que demuestra los beneficios generales de la actividad en grupo, pero los cantantes presentaron un aumento mayor y más rápido de la felicidad y del sentimiento de cercanía con sus compañeros de clase. Su yo egocéntrico había cambiado para fundirse más con los otros.

Las actividades que modifican el yo son la base de las intervenciones de la psicología positiva. Si tenemos en cuenta las más de ochenta actividades recomendadas por el Gran Centro de Ciencia Buena, de la Universidad de California en Berkeley,[345]

—el grupo de investigación más veterano que promueve la psicología positiva, con más de veinte años de existencia—, descubriremos que la mayoría inciden directa o indirectamente en nuestro sentido del yo. Ya se trate de actos de bondad altruista, de muestras de compasión o expresiones de gratitud, o de actividades más contemplativas y solitarias, como pasear por la naturaleza o sentarse en silencio a meditar, todas alejan la perspectiva del ego y nos acercan a los demás. Incluso el amor propio y una mayor autocompasión requieren abandonar el torbellino egocéntrico de la espiral de desesperación y ser más objetivos con nosotros mismos, como haríamos con un amigo, algo parecido a la distancia psicológica de la que hablamos en la quinta lección.

Otra forma de alterar el yo es vivir una experiencia externa que nos provoque un impacto emocional. Las experiencias impactantes pueden ser lo bastante arrolladoras o cautivadoras para inducir estados similares de alteración del yo. Viajar por el Gran Cañón o mirar por un telescopio los miles de millones de estrellas de nuestra Vía Láctea puede hacernos sentir pequeños e insignificantes.[346] Una de las experiencias más profundas, conocida como el *efecto perspectiva*, es la que viven quienes tienen la fortuna de contemplar nuestro planeta desde el espacio exterior. El astronauta Edgar Mitchell lo describió como «una explosión de consciencia» y una «apabullante sensación de unidad y conexión [...] acompañada de un éxtasis, [...] una epifanía».[347]

Decimos de este tipo de experiencias que son impactantes, aunque en el lenguaje cotidiano de hoy en día lo decimos de casi cualquier cosa. Sin embargo, las experiencias que son impactantes de verdad nos llenan de tal admiración y sobrecogimiento que nos elevan. Podemos experimentarlo con una obra literaria, teatral o musical, o visitando las cataratas del Niágara. En esos momentos de arrobamiento dejamos de estar centrados en nosotros mismos. Es una experiencia placentera, y no solo porque no estamos pensando en nuestros problemas personales, sino también porque el asombro nos hace sentir en mayor comunión con algo que nos trasciende.

En esos estados de arrobamiento vemos las cosas con cierta perspectiva, incluidos nuestros problemas personales. De hecho, tenemos indicios de que las personas se sienten físicamente empequeñecidas durante las experiencias impactantes.[348] En un estudio realizado con pensionistas que durante dos meses debían dar paseos de quince minutos por la naturaleza con vistas impresionantes, los participantes no solo declararon sentir una mayor alegría y emociones positivas prosociales en el transcurso de sus paseos, sino que, en los selfis que se tomaron, ocupaban menos espacio que aquellos otros individuos que no habían dado esos paseos tan impactantes y también se habían tomado fotos.[349] A medida que los pensionistas daban más paseos por la naturaleza, salían cada vez más pequeños en sus selfis y declaraban sentirse parte de algo que los trascendía. Sin embargo, perseguir estas experiencias no es una estrategia sostenible para ser más felices, porque, como descubrimos en la tercera lección, el cerebro está diseñado para acostumbrarse a las cosas. Si leemos el mismo libro, vemos la misma película, escuchamos la misma música, visitamos el mismo paraje natural o contemplamos el cielo nocturno una y otra vez, el asombro acabará desapareciendo. Una forma de combatir esta familiaridad es hacer un esfuerzo por buscar nuevas experiencias asombrosas.

Otra forma de recuperar la capacidad de asombro es ser más inquisitivos, como los niños. En un estudio con menores de cinco años se determinó que a esa edad los niños hacen una media de entre 76 y 95 preguntas por hora cuando hablan con adultos.[350] Formular preguntas estimula un cerebro en rápido desarrollo que trata de entender el mundo. Las primeras preguntas suelen empezar con un «¿Por qué...?». «¿Por qué es así?» es una pregunta común, pero, como señaló el gran Richard Feynman, no existe ninguna respuesta satisfactoria a los porqués. En una de sus entrevistas más interesantes, con más de un millón y medio de visitas en YouTube, un entrevistador preguntó al físico premio nobel cómo funcionaban los imanes,[351] y Feynman respondió: «Se repelen». El exasperado entrevistador volvió a preguntarle: «¿Qué significa eso, o por qué lo hacen, o cómo lo hacen? ¡Me parece una pregunta perfectamente razonable!». Feynman hizo una pausa, respiró hondo y respondió: «Por supuesto, es una excelente pregunta. Pero, verá, el problema es que, cuando preguntamos por qué pasa algo, ¿cómo responde alguien por qué ocurre algo?». Feynman puso después el hipotético ejemplo de preguntar por qué la tía Minnie está en el hospital. «Porque se rompió la pierna. ¿Por qué se rompió la pierna? Porque se resbaló en el hielo. ¿Por qué se resbaló en el hielo? Porque el hielo es resbaladizo. ¿Por qué el hielo es resbaladizo?», y así sucesivamente. Feynman dice después: «Y empiezas a adquirir una comprensión muy interesante del mundo y todas sus complicaciones. Si tratamos de rastrear el origen de algo, nos hundimos cada vez más en varias direcciones». Lo que Feynman quería decir es que existe una cadena de explicaciones interminables para cualquier estado del universo. Este tipo de preguntas recursivas revela la conectividad del cosmos, algo en lo que en realidad nunca pensamos, porque pasamos gran parte del tiempo concentrados en nosotros mismos y en el aquí y el ahora. Si nos paramos un momento a reflexionar, podremos sentir una mayor comunión con el mundo.

Si vemos un árbol o un edificio antiguo que llaman nuestra atención, podemos preguntarnos: ¿cómo ha llegado ahí?, ¿quién lo plantó o lo construyó?, ¿qué había antes? Ya hemos hablado de cómo el *mindfulness* nos permite saborear más el momento, pero también puede servir para hacernos preguntas más profundas sobre lo que nos rodea, aunque no seamos científicos ni historiadores. El conocimiento y la comprensión suscitan una dicha que parece haberse perdido por el camino de la educación reglada y de nuestras ajetreadas vidas adultas. Volvamos a ser niños y a descubrir las maravillas del mundo.

LA SOLEDAD CONTEMPLATIVA

Tenemos que pensar de forma menos egocéntrica y orientarnos más a los demás para ser más felices a través de nuestras relaciones sociales. Pero también podemos reducir nuestro egocentrismo cuando estamos solos si nos sumergimos en el pensamiento contemplativo o en actividades que produzcan serenidad y calma. Se puede hallar una soledad fértil cuando no nos agobian los pensamientos intrusivos que surgen de los problemas que nos rodean. Como ha señalado la columnista Maria Popova, científicos como el padre de la neurociencia, Ramón y Cajal, y artistas como Bob Dylan han ensalzado las virtudes de la soledad como una oportunidad para el pensamiento creativo.[352] Estos momentos son un oasis en nuestras frenéticas vidas.

En la quinta lección hablamos de cómo alcanzar el flujo, el estado mental positivo que surge de la absorción. Otro enfoque consiste en buscar la soledad en aquellas ocasiones en que el mundo moderno impone una demanda incesante de nuestra atención. Esto ocurre sobre todo con los dispositivos digitales, que se están convirtiendo en una parte integral de la vida y requieren una respuesta constante. Gran parte de la economía digital gira en torno a la recogida de información para desarrollar y perfeccionar nuevos mercados. Para ello es necesario nuestro *engagement*, nuestra vinculación emocional, captada por sistemas inteligentes diseñados para mantenernos conectados a internet. Después está la complejidad de unos sistemas cada vez más automatizados e inhumanos que rigen nuestra vida. Los mensajes de texto, los correos electrónicos, las contraseñas y su restablecimiento, las comprobaciones de seguridad y la disonancia de un mundo digital que cambia a gran velocidad pueden resultar abrumadores. Antes pensaba que era un relativo experto en tecnología, ya que había aprendido a programar cuando era estudiante, pero a medida que avanza la tecnología siento que me voy quedando atrás.

A lo largo de este libro he defendido que seamos menos egocéntricos, pero no creo que podamos ni debamos erradicar nuestro yo. Una reciente revisión del campo de los estados mentales alterados —inducidos por drogas, experiencias místicas o ceremonias religiosas— concluyó que el sentido de unidad y conexión predice mejor el bienestar que la pérdida del yo.[353] Como ya hemos señalado, la aniquilación del yo puede generar una angustiosa sensación de despersonalización. El psicólogo francés Michaël Dambrun ha propuesto que no tiene por qué haber un dilema en lo que respecta al yo.[354] La felicidad no pasa por elegir entre uno mismo y los demás. El egoísmo y el altruismo son dos caras de la misma moneda. A veces tenemos detalles con nosotros mismos y a veces los tenemos con los demás. Ambas cosas pueden hacernos felices, pero lo interesante es que la felicidad que experimentamos difiere en función de la actitud que adoptamos respecto a nosotros mismos.[355] La conducta egocentrada genera una felicidad fluctuante, mientras que la altruista fomenta una felicidad más duradera y auténtica.

La razón por la que el egoísmo genera una felicidad fluctuante es que los comportamientos egocéntricos requieren un yo bien definido, distinto y separado de los demás. Por lo general, nos consideramos independientes, mejores que los demás y dignos de las recompensas que nos otorgamos a nosotros mismos. Esto refuerza el ego a través de la gratificación inmediata, pero esta superioridad es pasajera. Cuando nos centramos en nosotros mismos, estamos motivados para obtener placer («Me apetece mucho un helado ahora mismo») y evitar lo desagradable («Será mejor que evite ese enfrentamiento») en el plano personal. Estos objetivos serían mucho más difíciles de alcanzar en el ámbito del grupo o si tuviésemos un sentido difuso del yo. Sí, nos sentimos bien cuando nos damos un capricho, pero, como señalamos en la tercera lección, enseguida nos adaptamos a esos placeres hedónicos. La persecución de esos objetivos también depende de circunstancias externas que pueden escapar a nuestro control y cambiar rápidamente («¿Está abierta la heladería? ¿Puedo pedir el helado y que me lo traigan a casa?»). La dependencia de las circunstancias externas aumenta las oportunidades de que sucumbamos a la frustración, la rabia y la hostilidad cuando nuestros objetivos no se cumplen. Así, las recompensas egocentradas dependen más del contexto.

En cambio, el altruismo se basa en una débil distinción entre el yo y los demás y en una mayor sensación de conexión. El altruismo favorece el sentimiento de armonía con el entorno (incluidos los demás) y con uno mismo. Como el altruismo es menos vulnerable a las vicisitudes de las recompensas externas, produce una felicidad más estable. Por estas razones, la felicidad egocéntrica fluctuará mucho más a nivel personal que a nivel colectivo. Dicho de otro modo, si realizamos actividades placenteras nosotros solos, la felicidad resultante pasará por unos altibajos más rápidos que la derivada de las actividades llevadas a cabo en colaboración con otras personas. Puede que nos guste cantar en la ducha, pero los efectos de cantar son mucho más potentes cuando lo hacemos en un coro. Esta afirmación la respaldan los estudios que analizan los niveles de felicidad mediante la técnica del «muestreo de experiencias», en la que se contacta con los participantes en momentos al azar de la semana.[356] No solo los niveles de felicidad derivados de actividades egocentradas son más bajos que los derivados de actividades colectivas, sino que también resultan ser los que más fluctúan.

La última razón por la que experimentamos una felicidad más temporal y menos auténtica cuando actuamos de forma egoísta es que no podemos engañarnos a nosotros mismos. Si somos a la vez la fuente y el destinatario de alguna experiencia positiva, sabemos cuándo deja de hacernos felices. En cambio, cuando actuamos para el grupo, desconocemos lo que a los demás les pasa por la cabeza, por lo que podemos suponer que algunos de ellos, si no todos, siguen disfrutando de los beneficios de la experiencia creada para el grupo. Al repartir la felicidad entre los demás, estamos creando una experiencia hedónica más sostenida y duradera.

Ejercicios para la felicidad

- ✓ **Reaviva tu curiosidad infantil.** Haz más preguntas sobre los porqués y redescubre el placer de aprender. Intenta conocer más a fondo lo cotidiano.
- ✓ **Pasea por tu barrio.** Busca edificios o monumentos interesantes. Piensa en ellos, en quién los construyó y quién vivió en ellos. Intenta buscar algo en lo que no te hayas fijado antes. Haz una excursión a un parque nacional o a cualquier otro paisaje sobrecogedor. Presta plena atención a la experiencia. Algunos árboles son centenarios.
- ✓ **Sal a mirar el cielo en una noche despejada para ver las estrellas.** Piensa en la inmensidad del espacio y del tiempo. La luz de algunas de las estrellas que podemos ver tarda miles de millones de años en llegar a la Tierra. Ese tiempo es mayor que el que tiene nuestro planeta.
- ✓ **Cada semana, dedica tiempo a una afición que te produzca alegría.** Busca a otras personas a las que les guste la misma

actividad y disfruta de su compañía, ya sea desarrollándola o hablando de ella.

✓ **Apúntate a unas clases.** Cantar es una manera rápida de sentirnos más felices y cercanos a los demás. Si lo nuestro no es la música, hay otras clases que también nos proporcionarán chutes de felicidad y una sensación de mayor comunión con los otros.

✓ **Planifica una actividad de grupo que los demás puedan disfrutar.** Podría ser una salida o una comida. Es probable que la alegría se intensifique al hacer cosas con los demás, y además serás más popular gracias a tus actos desinteresados.

EPÍLOGO

Ya no consumo drogas alucinógenas como hacía en mi disipada juventud. Hoy en día es más probable encontrarme paseando por los campos de mi querido Somerset con mi detector de metales. Como muchas aficiones absorbentes, la detección de metales beneficia a mi bienestar mental.[357] Siempre que siento la necesidad de calmar mi mente, salgo a dar una vuelta con el detector. Es un pasatiempo que mezcla los paseos por la naturaleza, el ejercicio y el disfrute del entorno; además, centra la atención en el sonido del detector, brinda la oportunidad de charlar con algún que otro aldeano curioso y, de vez en cuando, procura algún hallazgo interesante. No es de extrañar que me resulte tan gratificante. Incluso en un reciente estudio danés se concluyó que los «detectoristas» consideran que su afición tiene un notable efecto positivo y duradero en su salud y su bienestar.[358] Los encuestados afirmaron que la detección de metales aliviaba síntomas específicos de sus trastornos mentales; en concreto, la depresión y la ansiedad. Sin embargo, los autores del estudio determinaron que el principal beneficio radicaba en la interacción con el patrimonio arqueológico, es decir, la sensación de conexión con el pasado.

Este año, el día de mi cumpleaños, descubrí en un campo cerca de donde vivo una moneda antigua acuñada en Roma, a casi dos mil kilómetros de distancia, y datada en torno al 170 d. C. En aquellos tiempos, la cercana ciudad de Aquae Sulis (la actual Bath), con sus aguas termales, era el centro de la decadencia en la Britania romana. En una cara de la moneda aparecía la cabeza de Marco Aurelio, el último de los cinco emperadores buenos que gobernaron durante el apogeo del Imperio romano, interpretado por el actor irlandés Richard Harris en la película *Gladiator*. No solo fue emperador, sino también uno de los filósofos estoicos que escribieron sobre la felicidad. Marco Aurelio era muy consciente de los peligros del egocentrismo, pues se cuenta que contrató a un ayudante para que lo acompañara a todas partes y, cuando alguien se arrodillara ante él y lo alabara, le susurrase al oído: «Tan solo eres un hombre. Tan solo eres un hombre».

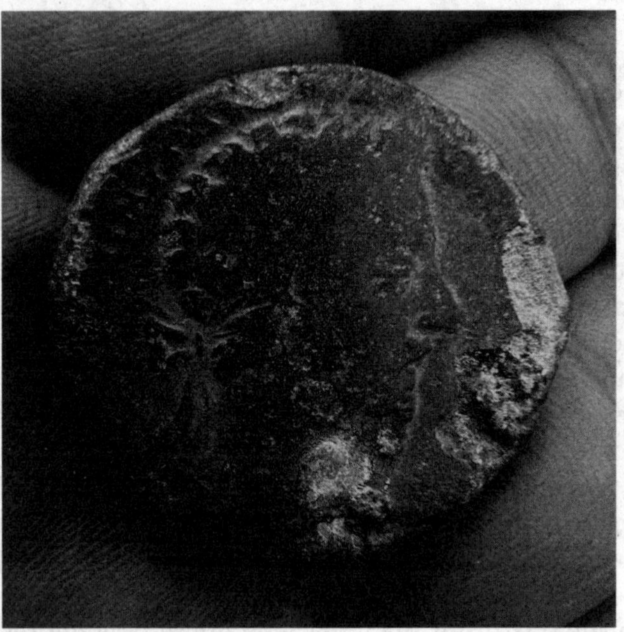

Moneda de Marco Aurelio acuñada en Roma, c. 170 d. C.

La cita más famosa de Marco Aurelio es: «La felicidad de tu vida depende de la calidad de tus pensamientos». Qué gran verdad.

Imagina mi alegría y mi asombro al sostener en la mano una moneda que alguien tocó por última vez hace casi dos mil años. ¿Quién fue esa persona? ¿Un soldado romano? ¿Un britano del lugar? ¿Qué pensaría del detector de metales y de todas las maravillas de la era moderna? En aquel momento, al reflexionar sobre la enormidad del tiempo y del recorrido de nuestra especie, experimenté una inmensa satisfacción y conexión con la humanidad, y eso me hizo feliz.

AGRADECIMIENTOS

Este libro es producto de cinco años de inmersión en el campo de la psicología positiva. No habría sido posible sin los numerosos científicos que consolidaron este campo, como Martin Seligman, Mihály Csíkszentmihályi, Ed Diener, Dan Gilbert, Ed Wilson, Sonja Lyubomirsky, Barbara Fredrickson, Dacher Keltner y muchísimos más. Lo cierto es que me siento como un intruso cuando pienso en la cantidad de trabajo que me precede, si bien creo que la perspectiva del desarrollo que aporto al campo es novedosa y útil.

He dedicado este libro a Laurie Santos, a quien conozco desde hace treinta años y con la que llevo trabajando otros tantos, pero también quiero expresar mi más sincera gratitud a mi colega Sarah Jelbert, que se reunió conmigo en Bristol para impartir las clases de la Ciencia de la Felicidad tras su creación. Estas clases no habrían tenido tanto éxito sin Sarah, y me considero afortunado por trabajar con tan magníficos colegas.

También quiero dar las gracias a mi editora Assallah Tahir y a su ayudante Sophia Akhtar por hacerme inapreciables comentarios sobre los primeros borradores y por recordarme que este es un libro sobre la felicidad. Jaime Marshall es la energía y la sabiduría que hay detrás de este libro. Es amigo mío desde hace muchos años y ahora es mi agente, y espero poder escribir muchos más libros con él.

NOTAS

1. Bartels, M., «Genetics of wellbeing and its components satisfaction with life, happiness, and quality of life: a review and meta-analysis of heritability studies», en *Behavioral Genetics*, vol. 45, núm. 2 (2015), págs. 137-156.
2. Plomin, R. y S. von Stumm, «The new genetics of intelligence», en *Nature Review Genetics*, vol. 19, núm. 3 (2018), págs. 148-159.
3. Office for National Statistics [Oficina Nacional de Estadística del Reino Unido], «Children's views on well-being and what makes a happy life, UK: 2020», <https://www.ons.gov.uk/peoplepopulationandcommunity/wellbeing/articles/childrensviewsonwellbeingandwhatmakesahappylifeuk2020/2020-10-02>.
4. Flèche, S., W. N. Lekfuangfu y A. E. Clark, «The long-lasting effects of family and childhood on adult wellbeing: evidence from British cohort data», en *Journal of Economic Behavior and Organization*, vol. 181 (2021), págs. 290-311.
5. Folk, D. y E. Dunn, «A systematic review of the strength of evidence for the most commonly recommended happiness strategies in mainstream media», en *Nature Human and Behaviour*, vol. 7, núm. 10 (2023) <https://doi.org/10.1038/s41562-023-01651-4>. Esta reciente reseña de estudios que recomiendan las intervenciones de la psicología positiva demuestra que la mayoría presentan debilidades metodológicas. Esto no quiere decir que no existan pruebas, sino que se carece de la evaluación rigurosa que hoy es habitual, como el registro previo y el cálculo de los tamaños de muestra ade-

cuados. Todas mis investigaciones en este ámbito han sido previamente registradas y comprobadas para evitar sesgos muestrales.

6. Hood, B., S. Jelbert y L. Santos, «Benefits of a psychoeducational happiness course on university student mental well-being both before and during a COVID-19 lockdown», en *Health Psychology Open*, vol. 8, núm. 1 (2021). En cada edición anual del curso se han producido considerables beneficios en torno al 10 por ciento. Puede que no parezca un porcentaje muy alto, pero esa es la media del grupo. Algunos alumnos muy implicados experimentaron beneficios mucho mayores. Además, ¿quién no querría ser el 10 por ciento más listo, rico o sano?
7. C. Hobbs, B. Hood y S. Jelbert, «Long-term analysis of a psychoeducational course on university students' mental well-being» (en proceso de revisión).

Lección primera: Cambia tu ego

8. James, W., *Principles of Psychology*, Holt, Nueva York, 1890. [Trad. esp. de Agustín Bárcena: *Principios de psicología*, FCE, México, 1994.]
9. Hood, B., *The Self Illusion*, Constable & Robinson, Londres, 2012.
10. Mascaró, J. (ed.), *The Dhammapada, Penguin*, Londres, 1973. [Trad. esp. de Carlos Manzano: *El Dhammapada*, Penguin, Barcelona, 2015.]
11. Wearing, D., *Forever Today: A Memoir of Love and Amnesia*, Corgi, Londres, 2005.
12. Quoidbach, J., D. T. Gilbert y T. D. Wilson, «The end of history illusion», en *Science*, vol. 339, núm. 6115, págs. 96-98.
13. Piaget, J., *The Construction of Reality in the Child*, Routledge, Londres, 1954. [Trad. esp. de Rafael Santamaría: *La construcción de lo real en el niño*, Crítica, Barcelona, 1989.]
14. Bushnell, I. W. R., F. Sai y J. T. Mullin, «Neonatal recognition of the mother's face», en *British Journal of Developmental Psychology*, vol. 7, núm. 1 (1989), págs. 3-15.
15. Fantz, R. L., «Pattern vision in newborn infants», en *Science*, vol. 140, núm. 3564 (1963), págs. 296-297.
16. Adamson, L. B., R. Bakeman, C. B. Smith et al., «Adults' inter-

pretation of infants' acts», en *Developmental Psychology*, vol. 23, núm. 3 (1987), págs. 383-387.

17. Hains, S. M. y D. W. Muir, «Infant sensitivity to adult eye direction», en *Child Development*, vol. 67, núm. 5 (1996), págs. 1940-1951.
18. Strathearn, L., J. Li, P. Fonagy y R. Montague, «What's in a smile? Maternal brain responses to infant facial cues», en *Pediatrics*, vol. 122, núm. 1 (2008), págs. 40-51.
19. Greenberg, D. J., D. Hillman y D. Grice, «Infant and stranger variables related to stranger anxiety in the first year of life», en *Developmental Psychology*, vol. 9, núm. 2 (1973), págs. 207-212.
20. Tarabulsy, G. M., R. Tessier y A. Kappas, «Contingency detection and the contingent organization of behavior in interactions: implications for socioemotional development in infancy», en *Psychological Bulletin*, vol. 120, núm. 1 (1996), págs. 25-41.
21. Watson, J. S., «Contingency perception and misperception in infancy: some potential implications for attachment», en *Bulletin of the Menninger Clinic*, vol. 65, núm. 3 (2001), págs. 296-320.
22. Rennung, M. y A. S. Göritz, «Prosocial consequences of interpersonal synchrony: a meta-analysis», en *Zeitschrift für Psychologie*, vol. 224, núm. 3 (2016), págs. 168-189.
23. Van Ijzendoorn, M. H., C. Schuengel, Q. Wang et al., «Improving parenting, child attachment, and externalizing behaviors: meta-analysis of the first 25 randomized controlled trials on the effects of Video-feedback intervention to promote Positive Parenting and Sensitive Discipline», en *Development and Psychopathology* (2022), págs. 1-16.
24. Eacott, M. J., «Memory for the events of early childhood», en *Current Directions in Psychological Science*, vol. 8, núm. 2 (1999), págs. 46-49.
25. Nadel, L. y S. Zola-Morgan, «Infantile Amnesia», en M. Moscovitch (ed.), *Infant Memory – Advances in the Study of Communication and Affect*, vol. 9, Springer, Boston, 1984.
26. Nelson, K. y R. Fivush, «The emergence of autobiographical memory: a social cultural developmental theory», en *Psycho-*

logical Review, vol. 111, núm. 2 (2004), págs. 486-511.
27. Amsterdam, B., «Mirror self-image reactions before age two», en *Developmental Psychobiology*, vol. 5, núm. 4 (1972), págs. 297-305.
28. Howe, M. L. y M. L. Courage, «The emergence and early development of autobiographical memory», en *Psychological Review*, vol. 104, núm. 3 (1997), págs. 305-326.
29. Piaget, J., *op. cit.*
30. Piaget, J. y B. Inhelder, *The Child's Conception of Space*, Routledge & Kegan Paul, Londres, 1956.
31. Flavell, J. H., B. A. Everett, K. Croft *et al.*, «Young children's knowledge about visual perception: further evidence for the Level 1–Level 2 distinction», en *Developmental Psychology*, vol. 17, núm. 1 (1981), págs. 99-103.
32. Donaldson, M., *Children's Minds*, Fontana, Londres, 1978. [Trad. esp. de Alfredo Guera: *La mente de los niños*, Morata, Madrid, 2003.]
33. Gopnik, A. y J. W. Astington, «Children's understanding of representational change and its relation to the understanding of false belief and the appearance-reality distinction», en *Child Development*, vol. 59, núm. 1 (1988), págs. 26-37.
34. Premack, D. y G. Woodruff, «Does the chimpanzee have a theory of mind?», en *Behavioral and Brain Sciences*, vol. 1, núm. 4 (1978), págs. 515-526.
35. Harter, S., *The Construction of Self: A Developmental Perspective*, Guilford, Nueva York, 1999.
36. Fehr, E., H. Bernhard y B. Rockenbach, «Egalitarianism in young children», en *Nature*, vol. 454, núm. 7208 (2008), págs. 1079-1083.
37. Aboud, F. E., «The formation of in-group favoritism and outgroup prejudice in young children: Are they distinct attitudes?», en *Developmental Psychology*, vol. 39, núm. 1 (2003), págs. 48-60.
38. Harter, S., «The Development of Self-Esteem», en M. H. Kernis (ed.), *Self-Esteem Issues and Answers: A Sourcebook of Current Perspectives*, Psychology Press, Nueva York, 2006, págs. 144-150.
39. Harter, S., «The Development of Self-Esteem».

40. Baumeister, R. F., J. D. Campbell, J. I. Krueger *et al.*, «Does high self-esteem cause better performance, interpersonal success, happiness, or healthier lifestyles?», en *Psychological Science in the Public Interest*, vol. 4, núm. 1 (2003), págs. 1-44.
41. Baumrind, D., «Rearing competent children», en W. Damon (ed.), *Child Development Today and Tomorrow*, Jossey-Bass, San Francisco, 1989, págs. 349-373.
42. Litovsky, V. G. y J. B. Dusek, «Perceptions of child rearing and self-concept development during the early adolescent years», en *Journal of Youth and Adolescence*, vol. 14, núm. 5 (1985), págs. 373-387.
43. Grolnick, W. y R. Ryan, «Parent styles associated with children's self-regulation and competence in school», en *Journal of Educational Psychology*, vol. 81, núm. 2 (1989), págs. 143-154.
44. Maccoby, E. E. y J. A. Martin, «Socialization in the context of the family», en E. M. Hetherington y P. H. Mussen (eds.), Handbook of Child Psychology, vol. 4: *Socialization, Personality, and Social Development*, Wiley, Nueva York, 1983, págs. 1-101.
45. Devine, R. T. y C. Hughes, «Relations between false belief understanding and executive function in early childhood: a meta-analysis», en *Child Development*, vol. 85, núm. 5 (2014), págs. 1777-1794.
46. Blair, R. J. R., «Considering anger from a cognitive neuroscience perspective», en *Wiley Interdisciplinary Reviews: Cognitive Science*, vol. 3, núm. 1 (2012), págs. 165-174.
47. Blakemore, S.-J., *Inventing Ourselves: The Secret Life of the Teenage Brain*, Doubleday, Londres, 2018. [Trad. esp. de Joan Soler: *La invención de uno mismo: la vida secreta del cerebro adolescente*, Ariel, Barcelona, 2018.]
48. Cooley, C. H., *Human Nature and the Social Order*, Scribner's, Nueva York, 1902.
49. Ware, B., *The Top Five Regrets of the Dying: A Life Transformed by the Dearly Departing*, Hay House, Londres, 2012. [Trad. esp. de Marcos Pérez: *Los cinco mandamientos para tener una vida plena: ¿de qué no deberías arrepentirte nunca?*, Debolsillo, Barcelona, 2013.]

Lección segunda: Evita el aislamiento

50. Stearns, S., *The Evolution of Life Histories*, Oxford University Press, Nueva York, 1992.
51. Gibbons, A., «The birth of childhood», en *Science*, vol. 322, núm. 5904 (2008), págs. 1040-1043.
52. Waldinger, R. y M. Schulz, *The Good Life: Lessons from the World's Longest Study on Happiness*, Rider, Londres, 2023. [Trad. esp. de Gema Moraleda: *Una buena vida: el mayor estudio mundial para responder a la pregunta más importante de todas: ¿Qué nos hace felices?*, Planeta, Barcelona, 2023.]
53. Dunbar, R. I. M., «The social brain hypothesis», en *Evolutionary Anthropology*, vol. 6, núm. 5 (1998), págs. 178-190.
54. Powell, J., P. A. Lewis, N. Roberts *et al.*, «Orbital prefrontal cortex predicts social network size: an imaging study of individual differences in humans», en *Proceedings of the Royal Society B: Biological Sciences*, vol. 279, núm. 1736 (2012), págs. 2157-2162.
55. Gavrilets, S. y A. Vose, «The dynamics of Machiavellian intelligence», en *Proceedings of the National Academy of Sciences*, vol. 103, núm. 45 (2006), págs. 16 823-16 828.
56. Tomasello, M., A. Kruger y H. Ratner, «Cultural learning», en *Behavioral and Brain Sciences*, vol. 16, núm. 3 (1993), págs. 495-552.
57. Isidro-Cloudas, Terri, «Managing labor pain during childbirth», en *Parents*, 20 de julio de 2023, <https://www.parents.com/pregnancy/giving-birth/labor-and-delivery/understanding-labor-pain/>.
58. Center for Academic Research & Training in Anthropogeny, «Duration of Labor», <https://carta.anthropogeny.org/moca/topics/duration-labor>.
59. Hawkes, K., J. F. O'Connell y N. G. Blurton Jones, «Hadza women's time allocation, offspring provisioning, and the evolution of postmenopausal life spans», en *Current Anthropology*, vol. 38, núm. 4 (1997), págs. 551-578.
60. Kim, P. S., J. E. Coxworth y K. Hawkes, «Increased longevity evolves from grandmothering», en *Proceedings of the Royal Society B*, vol. 279, núm. 1749 (2012), págs. 4880-4884.
61. De Waal, F. B., «With a little help from a friend», en PLOS

Biology, vol. 5, núm. 7 (2007), e190, <https://doi.org/10.1371/journal. pbio.0050190>.

62. Dunbar, R. I. M., *Friends: Understanding the Power of our Most Important Relationships*, Little Brown Group, Londres, 2021. [Trad. esp. de Fernando Borrajo: Amigos: el poder de nuestras relaciones más importantes, Paidós, Barcelona, 2023.]
63. Zhu, P., W. Liu, X. Zhang *et al.*, «Correlated evolution of social organization and lifespan in mammals», en *Nature Communications*, vol. 14, núm. 1 (2023), pág. 372.
64. Zeskind, P. S. y B. M. Lester, «Analysis of infant crying», en L. T. Singer y P. S. Zeskind (eds.), *Biobehavioral Assessment of the Infant*, Guilford, Nueva York, 2001, págs. 149-166.
65. Hinde, R., «Attachment: Some conceptual and biological issues», en C. M. Parkes y J. Stevenson-Hinde (eds.), *The Place of Attachment in Human Behavior*, Basic Books, Nueva York, 1982, págs. 60-78.
66. Bowlby, J., *Child Care and the Growth of Love*, Pelican Books, Baltimore, 1953.
67. Harlow, H., «The nature of love», en *American Psychologist*, vol. 13 (1958), págs. 573-685.
68. Suomi. S. J. y H. Harlow, «Social rehabilitation in isolate-reared monkeys», en *Developmental Psychology*, vol. 6, núm. 3 (1972), págs. 487-496.
69. Rutter, M., T. G. O'Connor y English and Romanian Adoptees (ERA) Study Team [Equipo de Estudio de los Ingleses y Rumanos Adoptados (ERA, por sus siglas en inglés)], «Are there biological programming effects for psychological development? Findings from a study of Romanian adoptees», en *Developmental Psychology*, vol. 40, núm. 1 (2004), págs. 81-94.
70. Rutter, M., E. Colvert, J. Kreppner *et al.*, «Early adolescent outcomes for institutionally-deprived and non-deprived adoptees. I: disinhibited attachment», en *Journal of Child Psychology and Psychiatry*, vol. 48, núm. 1 (2007), págs. 17-30.
71. Mackes, N. K., D. Golm, S. Sarkar *et al.*, «Early childhood deprivation is associated with alterations in adult brain structure despite subsequent environmental enrichment», en PNAS, vol. 117, núm. 1 (2020), págs. 641-649.

72. Sonuga-Barke, E. J. S., M. Kennedy, R. Kumsta *et al.*, «Child-to-adult neurodevelopmental and mental health trajectories after early life deprivation: the young adult follow-up of the longitudinal English and Romanian Adoptees study», en *The Lancet*, vol. 389, núm. 10 078 (2017), págs. 1539-1548.
73. Goodwin, M. H., «Exclusion in girls' peer groups: ethnographic analysis of language practices on the playground», en *Human Development*, vol. 45, núm. 6 (2002), págs. 392-415.
74. Van der Wal, Marcel F., Cees A. M. de Wit y Remy A. Hirasing, «Psychosocial health among young victims and offenders of direct and indirect bullying», en *Pediatrics*, vol. 111, núm. 6 (2003), págs. 1312-1317.
75. Mandela, N., *Long Walk to Freedom*, Little Brown, Londres, 1994, pág. 52. [Trad. esp. de Antonio Resines y Herminia Bevia: *El largo camino hacia la libertad*, Aguilar, Barcelona, 1995.]
76. Holte, A. J., W. N. Fisher y F. R. Ferraro, «Afraid of social exclusion: fear of missing out predicts Cyberball-induced ostracism», en *Journal of Technology in Behavioral Science*, vol. 7, núm. 3 (2022), págs. 315-324.
77. Williams, K. D. y B. Jarvis, «Cyberball: a program for use in research on ostracism and interpersonal acceptance», en *Behavior Research Methods*, vol. 38, núm. 1 (2006), págs. 174-180.
78. Hartgerink, C. H. J., I. van Beest, J. M. Wicherts *et al.*, «The ordinal effects of ostracism: a meta-analysis of 120 Cyberball studies», en *PLOS ONE*, vol. 10, núm. 5 (2015), e0127002, <https://doi.org/10.1371/journal.pone.0127002>.
79. Williams, K. D., «Ostracism: the kiss of social death», en *Social and Personality Psychology Compass*, vol. 1, núm. 1 (2007), págs. 236-247.
80. Eisenberger, N. I., M. D. Lieberman y K. D. Williams, «Does rejection hurt? An fMRI study of social exclusion», en *Science*, vol. 302, núm. 5643 (2003), págs. 290-292.
81. Holt-Lunstad, J. y B. D. Clark, «Social stressors and cardiovascular response: influence of ambivalent relationships and behavioral ambivalence», en *International Journal of Psychophysiology*, vol. 93, núm. 3 (2014), págs. 381-389.
82. Duscheck, S., L. Nassauer *et. al.*, «Dispositional empathy is associated with experimental pain reduction during provi-

sion of social support by romantic partners», en *Scandinavian Journal of Pain*, vol. 20, núm. 1 (2020), págs. 205-209.

83. Holt-Lunstad, J., T. B. Smith, M. Baker *et al.*, «Loneliness and social isolation as risk factors for mortality: a meta-analytic review», en *Perspectives in Psychological Science*, vol. 10, n.º 2 (2015), págs. 227-237.
84. US Department of Health and Human Services [Departamento de Salud y Servicios Humanos de Estados Unidos], «New Surgeon General advisory raises alarm about the devastating impact of the epidemic of loneliness and isolation in the United States», 3 de mayo del 2023, <https://www.hhs.gov/about/news/2023/05/03/new-surgeon-general-advisory-raises-alarm-about-devastating-impact-epidemic-loneliness-isolation-united-states.html>.
85. Cigna Group, «The loneliness epidemic persists: a post-pandemic look at the state of loneliness among US adults», 2021, <https://newsroom.thecignagroup.com/loneliness-epidemic-persists-post-pandemic-look>.
86. Holt-Lunstad, J., T. B. Smith y B. Layton, «Social relationships and mortality risk: a meta-analytic review», en *PLOS Medicine*, vol. 7, núm. 7 (2010), e1000316, <https://doi.org/10.1371/journal.pmed.1000316>.
87. Hayward, C., J. D. Killen, H. C. Kraemer *et al.*, «Linking self-reported childhood behavioral inhibition to adolescent social phobia», en *Journal of the American Academy of Child and Adolescent Psychiatry*, vol. 37, núm. 12 (1998), págs. 1308-1316.
88. Morey, J. N., I. A. Boggero, A. B. Scott *et al.*, «Current directions in stress and human immune function», en *Current Opinion in Psychology*, vol. 5 (2015), págs. 13-17.
89. Kross, K. J. y M. R. Gunnar, «Early adversity, the HPA axis, and child psychopathology», en *Journal of Child Psychology and Psychiatry*, vol. 59, núm. 4, págs. 327-346.
90. Yehuda, R., S. M. Engel, S. R. Brand *et al.*, «Transgenerational effects of posttraumatic stress disorder in babies of mothers exposed to the World Trade Center attacks during pregnancy», en *Journal of Clinical Endocrinology & Metabolism*, vol. 90, núm. 7 (2005), págs. 4115-4118.

91. Kahneman, D., *Thinking, Fast and Slow*, Penguin, Londres, 2012. [Trad. esp. de Joaquín Chamorro: *Pensar rápido, pensar despacio*, Punto de Lectura, Barcelona, 2021.]
92. Yu, S., «Stress potentiates decision biases: a stress induced deliberation-to-intuition (SIDI) model», en *Neurobiology of Stress*, vol. 3 (2016), págs. 83-95.
93. Gross, A., «Survey says: men are more aggressive behind the wheel», en *AAA News Room*, 12 de marzo del 2020, <https://newsroom.aaa.com/2020/12/survey-says-men-are-more-aggressive-behind-the-wheel/>.
94. Petrova, D., R. Garcia-Retamero y A. Catena, «Lonely hearts don't get checked: on the primary role of social support in screening for cardiovascular disease», en *Preventive Medicine*, vol. 81 (2015), págs. 202-208.
95. Mendonça, G., L. A. Cheng, E. N. Mélo *et al.*, «Physical activity and social support in adolescents: a systematic review», en *Health Education Research*, vol. 29, núm. 5 (2014), págs. 822-839.
96. Charities Aid Foundation [Fundación de Organizaciones Benéficas del Reino Unido], «Charities Aid Foundation UK Giving Report 2021», 2021, <https://www.cafonline.org/docs/default-source/about-us-research/uk_giving_report_2021.pdf>.
97. Hadero, Haleluya y Associated Press, «Americans gave a record $471 billion to charity in 2020», en *Fortune*, 15 de junio del 2021, <https://fortune.com/2021/06/15/americans-gave-a-record-471-billion-to-charity-in-2020-pandemic/>.
98. Fisher, R. A., *The Genetical Theory of Natural Selection*, Clarendon Press, Oxford, 1930.
99. Trivers, R. L., «The evolution of reciprocal altruism», en *Quarterly Review of Biology*, vol. 46, núm. 1 (1971), págs. 35-57.
100. Carter, G. G. y G. S. Wilkinson, «Social benefits of non-kin food sharing by female vampire bats», en *Proceedings of the Royal Society B*, vol. 282, núm. 1819 (2015), <https://doi.org/10.1098/rspb.2015.2524>.
101. Smith, S., F. Windmeijer y E. Wright, «Peer effects in charitable giving: evidence from the (running) field», en *Economic Journal*, vol. 125, núm. 585 (2013), págs. 1053-1071.

102. Camerer, C. F., *Behavioral Game Theory: Experiments in Strategic Interaction*, Princeton University Press, Princeton, 2003.
103. Bardsley, N., «Dictator game giving: altruism or artefact?», en *Experimental Economics*, vol. 11, núm. 2 (2008), págs. 122-133.
104. *Friends*, quinta temporada, episodio 4: «En el que Phoebe odia el posparto», emitido por primera vez en la NBC el 15 de octubre de 1998.
105. Dunn, E. W., L. B. Aknin y M. I. Norton, «Spending money on others promotes happiness», en *Science*, vol. 319, núm. 5870 (2008), págs. 1687-1688.
106. Andreoni, J., «Impure altruism and donations to public goods: a theory of warm-glow giving», en *Economic Journal*, vol. 100, núm. 401 (1990), págs. 464-477.
107. Aknin, L. B. *et al.*, «Prosocial spending and well-being: cross-cultural evidence for a psychological universal», en *Journal of Personality and Social Psychology*, vol. 104, núm. 4 (2013), págs. 635-652.
108. Park, S. Q. *et al.*, «A neural link between generosity and happiness», en *Nature Communications*, vol. 8, núm. art. 15964 (2017), <https://www.nature.com/articles/ncomms15964>.
109. Wilson, T. D., D. B. Centerbar, D. A. Kermer *et al.*, «The pleasures of uncertainty: prolonging positive moods in ways people do not anticipate», en *Journal of Personality and Social Psychology*, vol. 88, núm. 1 (2005), págs. 5-21.
110. <https://www.smartinsights.com/marketplace-analysis/customer-analysis/digital-marketing-statistics-sources/>.
111. Thierer, A., «Against Techno-Panics» (2009), <https://www.scribd.com/document/17392730/Against-Techno-Panics-by-Adam-Thierer-PFF-July-2009-Inside-ALEC>.
112. Festinger, L., «A theory of social comparison processes», en *Human Relations*, vol. 7, núm. 2 (1954), págs. 117-140.
113. Vogel, E. A., J. P. Rose, B. M. Okdie *et al.*, «Who compares and despairs? The effect of social comparison orientation on social media use and its outcomes», en *Personality and Individual Differences*, vol. 86 (2015), págs. 249-256.
114. Appel, M., C. Marker y T. Gnambs, «Are social media ruining our lives? A review of meta-analytic evidence», en *Review of General Psychology*, vol. 24, núm. 1 (2020), págs. 60-74.

115. Haidt, J. y J. Twenge, «Social media and mental health: a collaborative review» (en proceso, manuscrito inédito), Universidad de Nueva York <tinyurl.com/SocialMediaMentalHealthReview>.
116. Orben, A., A. K. Przybylskia, S.-J. Blakemore *et al.*, «Windows of developmental sensitivity to social media», en *Nature Communications*, vol. 13, núm. art. 1649 (2022), <https://doi.org/10.1038/s41467-022-29296-3>.

Lección tercera: Rechaza las comparaciones negativas

117. Schacter, D., D. Gilbert, D. Wegner *et al.*, *Psychology,* Red Globe Press, Londres, 2019.
118. Tversky, A. y D. Kahneman, «Judgment under uncertainty: heuristics and biases», en *Science*, vol. 185, núm. 4157 (1974), págs. 1124-1131.
119. Pendry, L. F., D. M. Driscoll y S. C. T. Field, «Diversity training: putting theory into practice», en *Journal of Occupational and Organizational Psychology*, vol. 80, núm. 1 (2007), págs. 27-50.
120. Kahneman, D., *Thinking, Fast and Slow*.
121. Medvec, V., S. F. Madey y T. Gilovich, «When less is more: counterfactual thinking and satisfaction among Olympic medalists», en *Journal of Personality and Social Psychology*, vol. 69, núm. 4 (1995), págs. 603-610.
122. Triplett, N., «The dynamogenic factors in peacemaking and competition», en *American Journal of Psychology*, vol. 9, núm. 4 (1898), págs. 507-533.
123. Baumeister, R. F., «Choking under pressure: self-consciousness and paradoxical effects of incentives on skillful performance», en *Journal of Personality and Social Psychology*, vol. 46, núm. 3 (1984), págs. 610-620.
124. Taylor, S. E. y J. Brown, «Illusion and well-being: a social psychological perspective on mental health», en *Psychological Bulletin*, vol. 103, núm. 2 (1988), págs. 193-210.
125. Kahn, V., «Survey says: appreciation matters more than you think», en Bonusly, 2 de marzo del 2022, <https://blog.bonus.ly/employee-appreciation-survey>.
126. Solnick, S. J. y D. Hemenway, «Is more always better? A sur-

vey on positional concerns», en *Journal of Economic Behavior & Organization*, vol. 37, núm. 3 (1998), págs. 373-383.

127. Frank, R., *Choosing the Right Pond: Human Behavior and the Quest for Status*, OUP USA, Nueva York, 1993.
128. Smith, D., «Most people have no idea whether they're paid fairly», en *Harvard Business Review*, diciembre del 2015, <https://hbr.org/2015/10/most-people-have-no-idea-whether-theyre-paid-fairly>.
129. Clark, A. E., «Unemployment as a social norm: psychological evidence from panel data», en *Journal of Labor Economics*, vol. 21, núm. 2 (2003), págs. 289-322.
130. Hetschko, C., A. Knabe y R. Schob, «Changing identity: retiring from unemployment», en *Economic Journal*, vol. 124, núm. 575 (2014), págs. 149-166.
131. Office for National Statistics, «Public opinions and social trends, Great Britain: 27 April to 8 May 2022», <https://www.ons.gov.uk/peoplepopulationandcommunity/wellbeing/bulletins/publicopinionsandsocialtrendsgreatbritain/27aprilto8may2022>.
132. Deri, S., S. Davidai y T. Gilovich, «Home alone: why people believe others' social lives are richer than their own», en *Journal of Personality and Social Psychology*, vol. 113, núm. 6 (2017), págs. 858-877.
133. Brickman, P. y D. T. Campbell, «Hedonic relativism and planning the good society», en M. H. Apley (ed.), *Adaptation Level Theory: A Symposium*, Academic Press, Nueva York, 1971.
134. Brickman P., D. Coates y R. Janoff-Bulman, «Lottery winners and accident victims – is happiness relative?», en *Journal of Personality and Social Psychology*, vol. 36, núm. 8 (1978), págs. 917-927.
135. Lindqvist, E., R. Östling y D. Cesarini, «Long-run effects of lottery wealth on psychological well-being», en *Review of Economic Studies*, vol. 87, núm. 6 (2020), págs. 2703-2726.
136. Duggan, C., C. Wilson, L. DiPonio et al., «Resilience and happiness after spinal cord injury: a qualitative study», en *Topics in Spinal Cord Injury Rehabilitation*, vol. 22, núm. 2 (2016), págs. 99-110.
137. Sackett, D. L. y G. W. Torrance, «The utility of different

health states as perceived by the general public», en *Journal of Chronic Diseases,* vol. 31, núm. 11 (1978), págs. 697-704.

138. Gilbert, D., *Stumbling on Happiness*, Harper Perennial Londres, 2006. [Trad. esp. de Verónica Canales: *Tropezar con la felicidad*, Ariel, Barcelona, 2017.]
139. Gilbert, D. y T. Wilson, «Affective forecasting», en *Advances in Experimental Social Psychology*, vol. 35 (2003), págs. 345-411.
140. Levine, L. J., H. C. Lench, R. L. Kaplan et al., «Accuracy and artifact: reexamining the intensity bias in affective forecasting», en *Journal of Personality and Social Psychology*, vol. 103, núm. 4 (2012), págs. 584-605.
141. Ayton, P., A. Pott y N. Elwakili, «Affective forecasting: why can't people predict their emotions?», en *Thinking & Reasoning*, vol. 13, núm. 1 (2007), págs. 62-80.
142. Amornsiripanitch, N., P. Gompiners, G. Hu *et al.*, «Failing just fine: assessing careers of venture capital-backed entrepreneurs via a non-wage measure», National Bureau of Economic Research, documento de trabajo núm. 30 179 (2022), <https://www.nber.org/papers/w30179>.
143. Wilson, T., T. P. Wheatley, J. M. Myers et al., «Focalism: a source of durability bias in affective forecasting», en *Journal of Personality and Social Psychology*, vol. 78, núm. 5 (2000), págs. 821-836.
144. Ubel, P. A., G. Loewenstein y C. Jepson, «Whose quality of life? A commentary exploring discrepancies between health state evaluations of patients and the general public», en *Quality of Life Research*, vol. 12, núm. 6 (2003), págs. 599-607.
145. Apouey, B. y A. E. Clark, «Winning big but feeling no better? The effect of lottery prizes on physical and mental health», en *Health Economics*, vol. 24, n.º 5 (2015), págs. 516-538.
146. Kuhn, P., P. Kooreman y A. Soetevent, «The effects of lottery prizes on winners and their neighbors: evidence from the Dutch postcode lottery», en *American Economic Review*, vol. 101, núm. 5 (2011), págs. 2226-2247.
147. Doll, J., «A treasury of terribly sad stories of lotto winners», en *The Atlantic*, 30 de marzo del 2012, <https://www.theatlantic.com/national/archive/2012/03/terribly-sad-true-stories-lotto-winners/329903/>.
148. Strack, F., L. Martin y N. Schwarz, «Priming and communi-

cation: social determinants of information use in judgments of life satisfaction», en *European Journal of Social Psychology*, vol. 18, núm. 5 (1988), págs. 429-442.
149. Ferster, C. B. y B. F. Skinner, *Schedules of Reinforcement*, Appleton-Century-Crofts, Nueva York, 1957.
150. Olds, J. y P. Milner, «Positive reinforcement produced by electrical stimulation of the septal area and other regions of rat brain», en *Journal of Comparative Physiology and Psychology*, vol. 47, núm. 6 (1954), págs 419-427.
151. Olds J., «Pleasure centers in the brain», en *Scientific American*, vol. 195, núm. 4 (1 de octubre de 1956), pág. 105.
152. Dunlop, B. W. y C. B. Nemeroff, «The role of dopamine in the pathophysiology of depression», en *Archives of General Psychiatry*, vol. 64, núm. 3 (2007), págs. 327-337.
153. Wise, R. A., «Dopamine and reward: the anhedonia hypothesis 30 years on», en *Neurotoxity Research*, vol. 14, núms. 2-3 (2008), págs. 169-183.
154. Cannon, C. M. y R. D. Palmiter, «Reward without dopamine», en *Journal of Neuroscience*, vol. 23, núm. 34 (2003), págs. 10 827-10 831.
155. Heath, R. G., «Pleasure and brain activity in man», en *Journal of Nervous and Mental Disease*, vol. 154, núm. 1 (1972), págs. 3-18.
156. Bell, V., «The unsexy truth about dopamine», en *The Guardian*, 3 de febrero del 2013.
157. Chase, H. W. y L. Clark, «Gambling severity predicts midbrain response to near-miss outcomes», en *Journal of Neuroscience*, vol. 30, núm. 18 (2010), págs. 6180-6187.
158. Odum, A. L., «Delay discounting: I'm a K, you're a K», en *Journal of the Experimental Analysis of Behavior*, vol. 96, núm. 3 (2011), págs. 427-439.
159. Gilbert, D. T. y T. D. Wilson, «Miswanting: some problems in the forecasting of future affective states», en J. P. Forgas (ed.), *Feeling and Thinking: The Role of Affect in Social Cognition*, Cambridge University Press, Cambridge, 2000, págs. 178-197.
160. Schwartz, B., «The tyranny of choice», en *Scientific American*, 1 de diciembre del 2004, <https://www.scientificamerican.com/article/the-tyranny-of-choice/>.

161. Schwartz B., A. Ward, J. Monterosso *et al.* «Maximizing versus satisficing: happiness is a matter of choice», en *Journal of Personality and Social Psychology*, vol. 83, núm. 5 (2002), págs. 1178-1197.

Lección cuarta: Sé más optimista

162. Dahlgreen, W., «Chinese people are most likely to feel the world is getting better», en *YouGov US*, 5 de enero del 2016, <https://yougov.co.uk/society/articles/14300-chinese-people-are-most-optimistic-world>.
163. Pinker, S., *Enlightenment Now: The Case for Reason, Science, Humanism and Progress*, Penguin, Londres, 2018. [Trad. esp. de Pablo Hermida: *En defensa de la Ilustración*, Paidós, Barcelona, 2018.]
164. Gallagher, M. W., S. J. Lopez y S. D. Pressman, «Optimism is universal: exploring the presence and benefits of optimism in a representative sample of the world», en *Journal of Personality*, vol. 81, núm. 5 (2013), págs. 429-440.
165. Sharot, T., *The Optimism Bias: Why We're Wired to Look on the Bright Side*, Constable & Robinson, Londres, 2012.
166. Barnes, H., «Why big law firms' attorneys are so likely to get divorced: stressed, tired, mad and with nothing more to give», <https://www.bcgsearch.com/article/900049580/Why-Big-Firm-Attorneys-Are-So-Likely-to-Get-Divorced/>.
167. Rasmussen, H. N., M. F. Scheier y J. B. Greenhouse, «Optimism and physical health: a meta-analytic review», en *Annals of Behavioral Medicine*, vol. 37, núm. 3 (2009), págs. 239-256.
168. Baumeister, R. F., E. Bratslavsky, C. Finkenauer et al., «Bad is stronger than good», en *Review of General Psychology*, vol. 5, núm. 4 (2001), págs. 323-370; véase también Rozin, O. y E. B. Royzman, «Negativity bias, negativity dominance and contagion», en *Personality and Social Psychology Review*, vol. 5, n.º 4 (2001), págs. 296-320.
169. Fox, E., V. Lester, R. Russo *et al.*, «Facial expressions of emotion: are angry faces detected more efficiently?», en *Cognition and Emotion*, vol. 14, núm. 1 (2000), págs. 61-92.
170. Burra, N., D. Kerzel, D. Muniz *et al.*, «Early spatial attention deployment toward and away from aggressive voices», en *So-*

cial Cognitive and Affective Neuroscience, vol. 14, núm. 1 (2018), págs. 73-80.

171. Zhao, C., G. Chronaki, I. Schiessl *et al.*, «Is infant neural sensitivity to vocal emotion associated with mother-infant relational experience?», en *PLOS ONE*, vol. 14, núm. 2 (2019), e0212205, <https://doi.org/10.1371/journal.pone.0212205>.
172. Mumme, D. L., A. Fernald, C. Herrera, «Infants' responses to facial and vocal emotional signals in a social referencing paradigm», en *Child Development*, vol. 67, núm. 6 (1996), págs. 3219-3237.
173. Hornik, R., N. Risenhoover y M. Gunnar, «The effects of maternal positive, neutral, and negative affective communications on infant responses to new toys», en *Child Development*, vol. 58, núm. 4 (1987), págs. 937-944.
174. Anderson, E. C., R. N. Carleton, M. Diefenbach et al., «The relationship between uncertainty and affect», en *Frontiers in Psychology*, vol. 10, núm. 2504 (2019), <https://doi.org/10.3389/fpsyg.2019.02504>.
175. Sharot, T., E. A. Martorella *et al.*, «How personal experience modulates the neural circuitry of memories of September 11», en *PNAS*, vol. 104, núm. 1 (2007), págs. 389-394.
176. Gilbert, D. T., E. C. Pinel, T. D. Wilson et al., «Immune neglect: a source of durability bias in affective forecasting», en *Journal of Personality and Social Psychology*, vol. 75, núm. 3 (1998), págs. 617-638.
177. Tierney, J. y R. F. Baumeister, *The Power of Bad: And How to Overcome It,* Allen Lane, Londres, 2019, pág. 11
178. Schopenhauer, A., *The World as Will and Representation*, The Falcon's Wing Press, Indian Hills (Colorado), 1958. [Trad. esp. de Pilar López de Santa María: *El mundo como voluntad y representación*, Trotta, Madrid, 2009.]
179. De Hoog, N. y P. Verboon, «Is the news making us unhappy? The influence of daily news exposure on emotional states», en *British Journal of Psychology*, vol. 111, núm. 2 (2020), págs. 157-173.
180. Price, M., A. C. Legrand, Z. M. F. Brier *et al.*, «Doomscrolling during COVID-19: the negative association between daily social and traditional media consumption and mental

health symptoms during the COVID-19 pandemic», en *Psychological Trauma: Theory, Research, Practice, Policy*, vol. 14, núm. 8 (2022), págs. 1338-1346.

181. Taher, A. y A. Perthen, «Meat cattle slaughtered in 'cruel' kosher method is in your high street burger», en *Mail Online*, 16 de marzo del 2014, <https://www.dailymail.co.uk/news/article-2581918/meat-cattle-slaughtered-cruel-kosher-ceremony-high-street-burger.html>.
182. Willis, J. y A. Todorov, «First impressions: making up your mind after 100ms exposure to a face», en *Psychological Science*, vol. 17, núm. 7 (2006), págs. 592-598.
183. Ferguson, M. J., T. C. Mann, J. Cone *et al.*, «When and how implicit first impressions can be updated», en *Current Directions in Psychological Science*, vol. 28, núm. 4 (2019), págs. 331-336.
184. Riskey, D. R. y M. H. Birnbaum, «Compensatory effects in moral judgement: Two rights don't make up for a wrong», en *Journal of Experimental Psychology*, vol. 103, núm. 1 (1974), págs. 171-173.
185. Klein, N. y E. O'Brien, «The tipping point of moral change: when do good and bad acts make good and bad actors?», en *Social Cognition*, vol. 34, núm. 2 (2016), págs. 149-166.
186. Gottman, J., *Why Marriages Succeed or Fail*, Simon & Schuster, Nueva York, 1994.
187. Ross, L., «The intuitive psychologists and his shortcomings», en L. Berkowitz (ed.), *Advances in Experimental Social Psychology*, vol. 10, Academic Press, Nueva York, 1977.
188. Lerner, M. J., *The Belief in a Just World: A Fundamental Delusion*, Plenum Press, Nueva York, 1980.
189. Averill, J. R., «Personal control over aversive stimuli and its relationship to stress», en *Psychological Bulletin*, vol. 80, núm. 4 (1973), págs. 286-303.
190. Weisenberg, M., Y. Wolf, T. Mittwoch *et al.*, «Subject versus experimenter control in the reaction to pain», en Pain, vol. 23, núm. 2 (1985), págs. 187-200.
191. Arntz A. y A. J. M. Schmidt, «Perceived control and the experience of pain», en A. Steptoe y A. Appels (eds.), *Stress, Personal Control and Health*, Wiley, Bruselas, 1989, págs. 131-162.

192. Seligman, M. E. P., «Learned helplessness», en *Annual Review of Medicine*, vol. 23 (1972), págs. 407-412.
193. Abramson, L., M. E. P. Seligman y J. D. Teasdale, «Learned helplessness in humans: critique and reformulation», en *Journal of Abnormal Psychology*, vol. 87, núm. 1 (1978), págs. 49-74.
194. Bates, T. C., «The glass is half full and half empty: a population-representative twin study testing if optimism and pessimism are distinct systems», en *Journal of Positive Psychology*, vol. 10, núm. 6 (2015), págs. 533-542.
195. Plomin, R., M. F. Scheier, C. S. Bergeman *et al.*, «Optimism, pessimism and mental health: a twin/adoption analysis», en *Personality and Individual Differences*, vol. 13, núm. 8 (1992), págs. 921-930.
196. Heinonen, K., K. Räikkönen, K. A. Matthews *et al.*, «Socioeconomic status in childhood and adulthood: associations with dispositional optimism and pessimism over a 21-year follow-up», en *Journal of Personality*, vol. 74, núm. 4 (2006), págs. 1111-1126.
197. Ek, J. Remes y U. Sovio, «Social and developmental predictors of optimism from infancy to early adulthood», en *Social Indicators Research*, vol. 69, núm. 2 (2004), págs. 219-242.
198. Petersen, C., A. Semmel, C. von Baeyer *et al.*, «The attributional styles questionnaire», en *Cognitive Therapy and Research*, vol. 6 (1982), págs. 287-300.
199. Seligman, M. E. P., *Learned Optimism: How to Change Your Mind and Your Life*, Vintage Books, Nueva York, 2006. [Trad. esp. de Luis F. Coco: *Aprenda optimismo: haga de la vida una experiencia maravillosa,* Debolsillo, Barcelona, 2011.]
200. Malouff, J. M. y N. S. Schutte, «Can psychological interventions increase optimism? A meta-analysis», en *Journal of Positive Psychology*, vol. 12, núm. 6 (2017), págs. 594-604.
201. Lee, L. O., P. James, E. S. Zevon *et al.*, «Optimism is associated with exceptional longevity in 2 epidemiologic cohorts of men and women», en *Proceedings of the National Academy of Sciences*, vol. 116, núm. 37 (2019), págs. 18 357-18 362.
202. Bruininks, P. y B. F. Malle, «Distinguishing hope from optimism and related affective states», en *Motivation and Emotion*, vol. 29, núm. 4 (2005), págs. 324-352.

203. Sheier, M. F. y C. S. Carver, «Dispositional optimism and physical health: a long look back, a quick look forward», en *American Psychologist*, vol. 73, núm. 9 (2018), págs. 1082-1094.
204. Segerstrom, S. C., «Optimism, goal conflict and stressor-related immune change», en *Journal of Behavioral Medicine*, vol. 24, núm. 5 (2001), págs. 441-467.
205. Andersson, M. A., «Dispositional optimism and the emergence of social network diversity», en *Sociological Quarterly*, vol. 53, núm. 1 (2012), págs. 92-115.
206. Rius-Ottenheim, N., D. Kromhout, R. C. van der Mast *et al.*, «Dispositional optimism and loneliness in older men», en *International Journal of Geriatric Psychiatry*, vol. 27, núm. 2 (2012), págs. 151-159.
207. Cross, A. y D. Sheffield, «Mental contrasting for health behaviour change: a systematic review and meta-analysis of effects and moderator variables», en *Health Psychology Review*, vol. 13, núm. 2 (2019), págs. 209-225.
208. Oettingen, G. y P. M. Gollwitzer, «Goal setting and goal striving», en M. B. Brewer y M. Hewstone (eds.), *Emotion and Motivation*, Blackwell, Oxford, 2004, págs. 165-183.
209. <https://www.woopmylife.org>.
210. Stadler, G., G. Oettingen y P. M. Gollwitzer, «Intervention effects of information and self-regulation on eating fruits and vegetables over two years», en *Health Psychology*, vol. 29, núm. 3 (2010), págs. 274-283.

Lección quinta: Controla tu atención

211. James, W., *op. cit.*
212. Klinger, E., «Modes of normal conscious flow», en K. S. Pope y J. L. Singer (eds.), *The Stream of Consciousness*, Plenum, Nueva York, 1978, págs. 225-258.
213. Smallwood, J., J. W. Schooler, D. Turk *et al.*, «Self-reflection and the temporal focus of the wandering mind», en *Consciousness and Cognition*, vol. 20, núm. 4 (2011), págs. 1120-1126.
214. Atance, C. M., «Future thinking in young children», en *Current Directions in Psychological Science*, vol. 17, núm. 4 (2008), págs. 295-298.
215. Busby, J. y T. Suddendorf, «Recalling yesterday and pre-

dicting tomorrow», en *Cognitive Development*, vol. 20, núm. 3 (2005), págs. 362-372.

216. Howe, M. L. y M. L. Courage, «The emergence and early development of autobiographical memory», en *Psychological Review*, vol. 104, núm. 3 (1997), págs. 499-523.
217. McCormack, T., P. Burns, P. O'Connor et al., «Do children and adolescents have a future-oriented bias? A developmental study of spontaneous and cued past and future thinking», en *Psychological Research*, vol. 83, núm. 4 (2019), págs. 774-787.
218. Clark, S. H., «The development of leisure in Britain, 1700-1850», en *Victorian Web*, 1996, <https://victorianweb.org/history/leisure1.html>.
219. Ortiz-Ospina, E., C. Giattino y M. Roser, «Time use», en *Our World in Data*, noviembre del 2020, <https://ourworldindata.org/time-use>.
220. Killingsworth, M. y D. Gilbert, «A wandering mind is an unhappy mind», en *Science*, vol. 330, núm. 6006 (2010), pág. 932.
221. Kane, M. J., L. H. Brown, J. C. McVay *et al.*, «For whom the mind wanders, and when: an experience-sampling study of working memory and executive control in daily life», en *Psychological Science*, vol. 18, núm. 7 (2007), págs. 614-621.
222. Smallwood, J. y R. C. O'Connor, «Imprisoned by the past: unhappy moods lead to a retrospective bias to mind wandering», en *Cognition and Emotion*, vol. 25, núm. 8 (2011), págs. 1481-1490.
223. Raichle, M., «The brain's default mode network», en *Annual Review of Neuroscience*, vol. 8, núm. 38 (2015), págs. 433-447.
224. Johnson, S. C., L. C. Baxter, L. S. Wilder *et al.*, «Neural correlates of self-reflection», en Brain, vol. 125, núm. 8 (2002), págs. 1808-1814.
225. Gallagher, H. L., A. I. Jack, A. Roepstorff *et al.*, «Imaging the intentional stance in a competitive game», en Neuroimage, vol. 16, núm. 3, parte A (2002), págs. 814-821.
226. Hamilton, J. P., M. Farmer, P. Fogelman et al., «Depressive rumination, the default-mode network, and the dark matter of clinical neuroscience», en *Biological Psychiatry*, vol. 78, núm. 4 (2015), págs. 224-230.

227. Spreng, R. N., E. Dimas *et al.*, «The default network of the human brain is associated with perceived social isolation», en *Nature Communications*, vol. 11, núm. art. 6393 (2020), <https://www.nature.com/articles/s41467-020-20039-w>.
228. Wilson, E. O., Biophilia, Harvard University Press, Cambridge (Massachusetts), 1984. [Trad. esp. de Teresa Lanero Ladrón de Guevara: *Biofilia*, Errata Naturae, Madrid, 2021.]
229. MacKerron, G. y S. Mourato, «Fears, phobias, and preparedness: toward an evolved module of fear and fear learning», en *Psychological Review*, vol. 108, núm. 3 (2001), págs. 483-522.
230. Weinstein, N., A. Balmford, C. R. DeHaan *et al.*, «Seeing community for the trees: the links among contact with natural environments, community cohesion, and crime», en *Bioscience*, vol. 65, núm. 12 (2015), págs. 1141-1153.
231. Gaekwad, J. S., A. Sal Moslehian, P. B. Roös *et al.*, «A meta-analysis of emotional evidence for the biophilia hypothesis and implications for biophilic design», en *Frontiers in Psychology*, vol. 13, núm. art. 750 245 (2022), <https://doi.org/10.3389/fpsyg.2022.750245>.
232. La mayoría de los estudios que se conocen sobre los beneficios de los entornos naturales no cumplen los criterios más rigurosos para su publicación. Véase Folk, D. y E. Dunn, «A systematic review of the strength of evidence for the most commonly recommended happiness strategies in mainstream media», en *Nature Human Behaviour*, vol. 7 (2023), págs. 1697-1707, <https://doi.org/10.1038/s41562-023-01651-4>. Esto no quiere decir que no haya datos que respalden los beneficios de pasear por la naturaleza, sino que estos estudios no fueron prerregistrados ni tenían suficiente potencia estadística.
233. Park, B. J., Y. Tsunetsugu, T. Kasetani *et al.*, «The physiological effects of *Shinrin-yoku* (taking in the forest atmosphere or forest bathing): evidence from field experiments in 24 forests across Japan», en *Environmental Health and Preventive Medicine*, vol. 15, núm. 1 (2010), págs. 18-26.
234. Ulrich, R. S., R. F. Simons, B. D. Losito *et al.*, «Stress recovery during exposure to natural and urban environments», en *Journal of Environmental Psychology*, vol. 11, núm. 3 (1991), págs. 201-230.

235. Amsel, L., S. Harbo y A. Halberstam, «There is nothing to fear but the amygdala: applying advances in the neuropsychiatry of fear to public policy», en *Mind & Society*, vol. 14 (2015), págs. 141-152.

236. Lederbogen, F., P. Kirsch, L. Haddad *et al.*, «City living and urban upbringing affect neural social stress processing in humans», en *Nature*, vol. 474, núm. 7352 (2011), págs. 498-501.

237. Sudiman, S., V. Sale y S. Kühn, «How nature nurtures: amygdala activity decreases as the result of a one-hour walk in nature», en *Molecular Psychiatry*, vol. 27, núm. 11 (2022), págs. 4446-4452.

238. White, M. P., I. Alcock, J. Grellier *et al.*, «Spending at least 120 minutes a week in nature is associated with good health and wellbeing», en *Scientific Reports*, vol. 9, núm. 1, núm. art. 7730 (2019), <https://doi.org/10.1038/s41598-019-44097-3>.

239. Tester-Jones, M., M. P. White, L. R. Elliot *et al.*, «Results from an 18 country cross-sectional study examining experiences of nature for people with common mental health disorders», en *Scientific Reports*, vol. 10, núm. 1, núm. art. 19 408 (2020), <https://doi.org/10.1038/s41598-020-75825-9>.

240. Bratman, G. N., J. P. Hamilton, K. S. Hahjn *et al.*, «Nature experience reduces rumination and subgenual prefrontal cortex activation», en *Proceedings of the National Academy of Sciences*, vol. 112, núm. 28 (2015), págs. 8567-8572.

241. Bratman, G. N., G. C. Daily, B. J. Levy et al., «The benefits of nature experience: improved affect and cognition», en Landscape and Urban Planning, vol. 138 (2015), págs. 41-50.

242. Ohly, H., M. P. White, B. W. Wheeler *et al.*, «Attention restoration theory: a systematic review of the attention restoration potential of exposure to natural environments», en *Journal of Toxicology and Environmental Health*, vol. 19, núm. 7 (2016), págs. 305-343.

243. Bladwin, C. L., D. M. Roberts, D. Barragan *et al.*, «Detecting and quantifying mind wandering during simulated driving», en *Frontiers in Human Neuroscience*, vol. 11 (2017), <https://doi.org/10.3389/fnhum.2017.00406>.

244. Wegner, D. M., «Ironic processes of mental control», en Psychological Review, vol. 101, vol. 1 (1994), págs. 34-52.

245. Wegner, D. M., *White Bears and Other Unwanted Thoughts: Suppression, Obsession, and the Psychology of Mental Control*, Guilford, Nueva York, 1994.
246. Wegner, D. M., «Why the mind wanders», en J. D. Cohen y J. W. Schooler (eds.), *Scientific Approaches to Consciousness*, Erlbaum, Mahwah (Nueva Jersey), 1997, pág. 304.
247. Goyal, M., «Meditation programs for psychological stress and well-being. A systematic review and meta-analysis», en *JAMA International Medicine*, vol. 174 (2014), págs. 357-368.
248. Jonides J., «Voluntary versus automatic control over the mind's eye's movement», en J. B. Long y A. D. Baddeley (eds.), *Attention & Performance*, vol. 4, Erlbaum, Mahwah (Nueva Jersey), 1981, págs. 187-203.
249. Wegner, D. M., D. J. Schneider, S. Carter *et al.*, «Paradoxical effects of thought suppression», en *Journal of Personality and Social Psychology*, vol. 53, núm. 1 (1987), págs. 5-13.
250. Russo, M. A., D. M. Santarelli y D. O'Rourke, «The physiological effects of slow breathing in the healthy human», en *Breathe*, vol. 13, núm. 4 (2017), págs. 298-309.
251. Brewer, J. A. *et al.*, «Meditation experience is associated with differences in default mode network activity and connectivity», en *Proceedings of the National Academy of Sciences*, vol. 108, núm. 50 (2011), págs. 20 254-20 259.
252. Franklin, M. S., M. D. Mrazek, C. L. Anderson *et al.*, «The silver lining of a mind in the clouds: interesting musings are associated with positive mood while mind-wandering», en *Frontiers in Psychology*, vol. 4 (2013), pág. 583.
253. Bar, M., *Mindwandering: How It Can Improve Your Mood and Boost Your Creativity*, Bloomsbury, Londres, 2022. [Trad. esp. de Antonio Francisco Rodríguez: *Divagando: virtudes de la deriva mental*, Kairós, Barcelona, 2022.]
254. Csíkszentmihályi, M., *Flow: The Psychology of Optimal Experience*, Harper and Row, Nueva York, 1990. [Trad. esp. de Núria López: *Fluir (Flow): una psicología de la felicidad*, Kairós, Barcelona, 1997.]
255. Vygotski, L. S., *Mind in Society: The Development of Higher Mental Processes*, Harvard University Press, Cambridge (Massachusetts), 1978. [Trad. esp. de Silvia Furió: *El desarrollo de*

los procesos psicológicos superiores, Austral, Barcelona, 2012.]

256. Vygotski, L. S., «Play and its role in the mental development of the child», en *Soviet Psychology*, vol. 5, núm. 3 (1933), pág. 617.
257. Kross, E., *Chatter: The Voice in Our Head and How to Harness It*, Vermillion, Londres, 2021. [Trad. esp. de Fernando Borrajo: *Cháchara: por qué es tan importante la voz en tu cabeza y cómo sacarle partido*, Paidós, Barcelona, 2021.]
258. Kross, E., «When self becomes other», en *Annals of the New York Academy of Sciences*, vol. 1167, núm. 1 (2009), págs. 35-40.
259. Orvell, A., Ö. Ayduk, J. S. Moser *et al.*, «Linguistic shifts: a relatively effortless route to emotion regulation?», en *Current Directions in Psychological Science*, vol. 28, núm. 6 (2019), págs. 567-573.
260. Moser, J. S., A. Dougherty, W. I. Mattson et al., «Third-person self-talk facilitates emotion regulation without engaging cognitive control: converging evidence from ERP and fMRI», en *Scientific Reports*, vol. 7, núm. 1, núm. art. 4519 (2017), <https://doi.org/10.1038/s41598-017-04047-3>.

Lección sexta: Relaciónate con los demás

261. Leary, M., *The Curse of Self: Self-Awareness, Egotism, and the Quality of Human Life*, Oxford University Press, Nueva York, 2007.
262. Todd, A. R., M. Forstmann, P. Burgmer *et al.*, «Anxious and egocentric: how specific emotions influence perspective taking», en *Journal of Experimental Psychology: General*, vol. 144, núm. 2 (2015), págs. 374-391.
263. Rubin, K. H. y K. Burgess, «Social withdrawal», en M. W. Vasey y M. R. Dadds (eds.), *The Developmental Psychopathology of Anxiety*, Oxford University Press, Oxford, 2001, págs. 407-434.
264. «Increased loneliness has become a global public health issue», en *Open Access Government*, 10 de febrero del 2022, <https://www.openaccessgovernment.org/loneliness-health-countries/129381/>.
265. Dahlgreen, W., «Love thy neighbour? British people are barely friends with them», en *YouGov*, 10 de septiembre del 2015, <ht-

tps://yougov.co.uk/topics/society/articles-reports/2015/09/10/love-thy-neighbour-british-people-are-barely-frien>.

266. Delhey, J., G. Dragolov y K. Boehnke, «Social cohesion in international comparison: a review of key measures and findings», en *KZfss Kölner Zeitschrift für Soziologie und Sozialpsychologie*, vol. 75 (2023), págs. 95-120, <https://doi.org/10.1007/s11577-023-00891-6>.
267. Boothby, E. J., M. S. Clark y J. A. Bargh, «Shared experiences are amplified», en *Psychological Science*, vol. 25, núm. 12 (2014), págs. 2209-2216.
268. Sullivan, P. y K. Rickers, «The effect of behavioral synchrony in groups of teammates and strangers», en *International Journal of Sport Exercise and Psychology*, vol. 11, núm. 3 (2012), págs. 286-291.
269. «Overcoming the challenges of effective communication during video meetings», en Hyperia, 16 de agosto del 2021, <https://medium.com/@@hyperia/overcoming-the-challenges-of-effective-communication-during-video-meetings-6a2f62372566 >.
270. Jackson, J. C., J. Jong, D. Bilkey *et al.*, «Synchrony and physiological arousal increase cohesion and cooperation in large naturalistic groups», en *Scientific Reports*, vol. 8, núm. art. 127 (2018), <https://doi.org/10.1038/s41598-017-18023-4>.
271. Cirelli, L. K., K. M. Einarson y L. J. Trainor, «Interpersonal synchrony increases prosocial behavior in infants», en *Developmental Science*, vol. 17, núm. 6 (2014), págs. 1003-1011.
272. Reddish, P., R. Fischer y J. Bulbulia, «Let's dance together: synchrony, shared intentionality, and cooperation», en *PLOS ONE*, vol. 8, núm. 8 (2013), e71182, <https://journals.plos.org/plosone/article?id=10.1371/journal.pone.0071182>.
273. Nummenmaa, L. et al., «Emotions promote social interaction by synchronizing brain activity across individuals», *en Proceedings of the National Academy of Sciences*, vol. 109, núm. 24 (2012), págs. 9959-9604.
274. Stephens, G. J., L. J. Sibert y U. Hasson, «Speaker-listener neural coupling underlies successful communication», en *Proceedings of the National Academy of Sciences*, vol. 107, núm. 32 (2010), págs. 14 425-14 430.

275. Tarr, B., J. Launay y R. I. M. Dunbar, «Music and social bonding: "self-other" merging and the neurohormonal mechanisms», en *Frontiers in Psychology*, vol. 5, núm. 1096 (2014), <https://doi.org/10.3389/fpsyg.2014.01096>.

276. Kreutz, G., S. Bongard, S. Rohrmann *et al.*, «Effects of choir singing or listening on secretory immunoglobulin A, cortisol, and emotional state», en *Journal of Behavioral Medicine*, vol. 27, núm. 6 (2004), págs. 623-635.

277. Mogan, R., R. Fischer y J. A. Bulbulia, «To be in synchrony or not? A meta-analysis of synchrony's effects on behavior, perception, cognition and affect», en *Journal of Experimental Social Psychology*, vol. 72 (2017), págs. 13-20.

278. Dwyer, R. J., K. Kushlev y E. W. Dunn, «Smartphone use undermines enjoyment of face-to-face social interactions», en *Journal of Experimental Social Psychology*, vol. 78, (2018), págs. 233-239.

279. Baker, E. L., A. Dunne-Moses, A. J. Calarco *et al.*, «Listening to understand: a core leadership skill», en *Journal of Public Health Management and Practice*, vol. 25, núm. 5 (2019), págs. 508-510.

280. Kawamichi, H., K. Yoshihara, A. T. Sasaki *et al.*, «Perceiving active listening activates the reward system and improves the impression of relevant experiences», en *Social Neuroscience*, vol. 10, núm. 1 (2015), págs. 16-26.

281. Lamm, C., J. Decety y T. Singer, «Meta-analytic evidence for common and distinct neural networks associated with directly experienced pain and empathy for pain», en *Neuroimage*, vol. 54, núm. 3 (2011), págs. 2492-2502.

282. Hoffman, M. L., «How automatic and representational is empathy, and why», en *Behavioural Brain Sciences*, vol. 25, núm. 1 (2002), págs. 38-39.

283. Decety, J., C. Chen, C. Harenski *et al.*, «An fMRI study of affective perspective taking in individuals with psychopathy: imagining another in pain does not evoke empathy», en *Frontiers in Human Neuroscience*, vol. 7 (2013), <https://doi.org/10.3389/fnhum.2013.00489>.

284. Ward, J., P. Schnakenberg y M. J. Banissy, «The relationship between mirror-touch synaesthesia and empathy: new evi-

dence and a new screening tool», en *Cognitive Neuropsychology*, vol. 35, núms. 5-6 (2018), págs. 314-332.

285. Ward, J. y M. J. Banissy, «Explaining mirror-touch synesthesia», en *Cognitive Neuroscience*, vol. 6, núms. 2-3 (2015), págs. 118-133.

286. Singer, T. y O. M. Klimecki, «Empathy and compassion», en *Current Biology*, vol. 24, núm. 18 (2014), págs. 875-878.

287. Dowling, T., «Compassion does not fatigue!», en *Canadian Veterinary Journal*, vol. 59, núm. 7 (2018), págs. 749-750.

288. Skar, L. y S. Soderberg, «Patients' complaints regarding healthcare encounters and communication», en *Nursing Open*, vol. 5, núm. 2 (2018), págs. 224-232.

289. Warrier, V., R. Toro, B. Chakrabarti et al., «Genome-wide analyses of self-reported empathy: correlations with autism, schizophrenia, and anorexia nervosa», en *Translational Psychiatry*, vol. 8, núm. art. 35 (2018), <https://doi.org/10.1038/s41398-017-0082-6>.

290. Melchers, M., M. Reuter, F. M. Spinath *et al.*, «How heritable is empathy? Differential effects of measurement and subcomponents», en *Motivation and Emotion*, vol. 40, núm. 5 (2016), págs. 720-730.

291. Martin, G. B. y R. D. Clark, «Distress crying in neonates: species and peer specificity», en *Developmental Psychology*, vol. 18, núm. 1 (1982), págs. 3-9.

292. Ruffman, T., R. Then, C. Cheng *et al.*, «Lifespan differences in emotional contagion while watching emotion-eliciting videos», en *PLOS ONE*, vol. 14, núm. 1 (2019), e0209253, <https://doi.org/10.1371/journal.pone.0209253>.

293. Eisenberg, N. y A. S. Morris, «The origins and social significance of empathy-related responding. A review of empathy and moral development: implications for caring and justice by M. L. Hoffman», en *Social Justice Research*, vol. 14, núm. 1 (2001), págs. 95-120.

294. Breithaupt, F., *The Dark Sides of Empathy*, Cornell University Press, Ithaca (Nueva York), 2019.

295. Singer, T., B. Seymour, J. P. O'Doherty *et al.*, «Empathic neural responses are modulated by the perceived fairness of others», en *Nature*, vol. 439, núm. 7075 (2006), págs. 466-469.

296. Singer, T. y O. M. Klimecki, «Empathy and compassion», en *Current Biology*, vol. 24, núm. 18 (2014), págs. 875-878.
297. Singer, T., B. E. Kok, B. Bornemann *et al.*, *The ReSource Project. Background, Design, Samples, and Measurements (second edition)*, Max Planck Institute for Human Cognitive and Brain Sciences, 2016.
298. Trautwein, F.-M., P. Kanske, A. Böckler *et al.*, «Differential benefits of mental training types for attention, compassion, and theory of mind», en *Cognition*, vol. 191, núm. art. 104 039 (2020), <https://doi.org/10.1016/j.cognition.2019.104039>.
299. Hutcherson, C. A., E. M. Seppala y J. J. Gross, «Loving-kindness meditation increases social connectedness», en *Emotion*, vol. 8, núm. 5 (2008), págs. 720-724.
300. Fredrickson, B. L., «The broaden-and-build theory of positive emotions», en *Philosophical Transactions of the Royal Society B*, vol. 359, núm. 1449 (2004), págs. 1367-1377.
301. Fredrickson, B. L. y C. Branigan, «Positive emotions broaden the scope of attention and thought- action repertoires», en *Cognition & Emotion*, vol. 19, núm. 3 (2005), págs. 313-317.
302. Isen, A. M., «Positive affect and decision making», en M. Lewis y J. M. Hailand-Jones (eds.), *Handbook of Emotions*, Guilford, Nueva York, 1993, págs. 261-278.
303. Carnevale, P. J. y A. M. Isen, «The influence of positive affect and visual access on the discovery of integrative solutions in bilateral negotiation», en *Organizational Behavior and Human Decision Processes*, vol. 37, núm. 1 (1986), págs. 1-13.
304. Rentfrow, P. J., M. Jokela y M. E. Lamb, «Regional personality differences in Great Britain», en *PLOS ONE*, vol. 10, núm. 3 (2015), e0122245, <https://doi.org/10.1371/journal.pone.0122245>.
305. <https://www.irri.org/where-we-work/countries/china>.
306. Buck, J. L., *Land Utilization in China*, University of Chicago Press, Chicago, 1935.
307. Talhelm, T., X. Zhang, S. Oishi *et al.*, «Large-scale psychological differences within China explained by rice versus wheat agriculture», en *Science*, vol. 344, núm. 6184 (2014), págs. 603-608.
308. Kitayama, S., H. Park, A. T. Sevincer *et al.*, «A cultural task

analysis of implicit independence: comparing North America, Western Europe, and East Asia», en *Journal of Personality and Social Psychology,* vol. 97, núm. 2 (2009), págs. 236-255.

309. Talhem., T., «Emerging evidence of cultural differences linked to rice versus wheat agriculture», en *Current Opinion in Psychology*, vol. 32 (2020), págs. 81-88.
310. Lester, D., «Individualism and divorce», en *Psychological Reports*, vol. 76, núm. 1 (1995), pág. 258.
311. Talhelm, T., X. Zhang y S. Oishi, «Moving chairs in Starbucks: observational studies find rice-wheat cultural differences in daily life in China», en *Science Advances*, vol. 4, núm. 4 (2018), eaap8469, <https://www.science.org/doi/10.1126/sciadv.aap8469>.
312. Talhelm, T., «The rice theory of culture», en *Online Readings in Psychology and Culture*, vol. 4, núm. 1 (2022), <https://doi.org/10.9707/2307-0919.1172>.
313. Mesoudi, A., K. Magid y D. Hussain, «How do people become W.E.I.R.D.? Migration reveals the cultural transmission mechanisms underlying variation in psychological processes», en *PLOS ONE*, vol. 11, núm. 1 (2016), e0147162, <https://doi.org/10.1371/journal.pone.0147162>.
314. Buss, D. M., *The Murderer Next Door: Why the Mind is Designed to Kill*, Penguin, Nueva York, 2005.
315. Van Lier, J., R. Revlin y W. de Neys, «Detecting cheaters without thinking: testing the automaticity of the cheater detection module», en *PLOS ONE*, vol. 8, núm. 1 (2013), e53827, <https://doi.org/10.1371/journal.pone.0053827>.
316. Fehr, E. y S. Gächter, «Altruistic punishment in humans», en *Nature*, vol. 415, núm. 6868 (2002), págs. 137-140.
317. Putnam, R., *Bowling Alone: The Collapse and Revival of American Community*, Simon & Schuster, Nueva York, 2000. [Trad. esp. de José Luis Gil: *Solo en la bolera: colapso y resurgimiento de la comunidad norteamericana*, Galaxia Gutenberg, Barcelona, 2002.]
318. Delhey, J. y C. Welzel, «Generalizing trust: how outgroup-trust grows beyond ingroup trust», en *World Values Research*, vol. 5, núm. 3 (2012), págs. 46-69.
319. Martela, F., B. Greve, B. Rothstein *et al.*, «The Nordic exceptionalism: what explains why the Nordic countries are cons-

tantly among the happiest in the world», en *World Happiness Report 2020*, 20 de marzo del 2020, <https://worldhappiness.report/ed/2020/the-nordic-exceptionalism-what-explains-why-the-nordic-countries-are-constantly-among-the-happiest-in-the-world/>.

320. Cohn., A., M. A. Maréchat, D. Tennebaum *et al.*, «Civic honesty around the globe», en *Science*, vol. 365, núm. 6448 (2019), págs. 70-73.
321. Helliwell, J. F., R. Layard y S. Sachs, *World Happiness Report 2013* (2013), UN Sustainable Development Solutions Network, Nueva York, 2013, <https://worldhappiness.report/ed/2013/>.
322. <https://bemoreus.org.uk/video>.
323. Ebbesen, E. B., G. L. Kjos y V. J. Konecni, «Spatial ecology: its effects on the choice of friends and enemies», en *Journal of Experimental Social Psychology*, vol. 12, núm. 6 (1976), págs. 505-518.
324. «Londoners launch anti-Tube Chat campaign», en *BBC News*, 30 de septiembre del 2016, <https://www.bbc.co.uk/news/uk-england-london-37521090>.
325. Grierson, J., «"Tube Chat" campaign provokes horror among London commuters», en *The Guardian*, 29 de septiembre del 2016, <https://www.theguardian.com/uk-news/2016/sep/29/tube-chat-campaign-provokes-horror-among-london-commuters>.
326. Smith, M., «It's good to talk? Not if you're young or on public transport», en *YouGov*, 12 de diciembre del 2017, <https://www.yougov.co.uk/topics/politics/articles-reports/2017/12/12/its-good-talk-one-four-brits-would-prefer-not-talk>.
327. Pan, J., *Sorry I'm Late, I Didn't Want to Come: An Introvert's Year of Living Dangerously*, Doubleday, Nueva York, 2019.
328. Epley, N. y J. Schroeder, «Mistakenly seeking solitude», en *Journal of Experimental Psychology: General*, vol. 143, núm. 5 (2014), págs. 1980-1999.
329. Schroeder, J., D. Lyons y N. Epley, «Hello, stranger? Pleasant conversations are preceded by concerns about starting one», en *Journal of Experimental Psychology: General*, vol. 151, núm. 5 (2022), págs. 1141-1153.

330. Miller, D. T. y C. McFarland, «When social comparison goes awry; the case of pluralistic ignorance», en J. Suls y T. Wils (eds.), *Social Comparison: Contemporary Theory and Research*, Erlbaum, Hillsdale (Nueva Jersey), 1991.
331. Boothby, B. J., «The liking gap in conversations: do people like us more than we think?», en *Psychological Science*, vol. 29, núm. 11 (2018), págs. 1742-1756.
332. Gilovich, T., V. H. Medvec y K. Savitsky, «The spotlight effect in social judgment: an egocentric bias in estimates of the salience of one's own actions and appearance», en *Journal of Personality and Social Psychology*, vol. 78, núm. 2 (2000), págs. 211-222.

Lección séptima: Sal de tu cabeza

333. Minutaglio, W. y S. L. W. Davis, *The Most Dangerous Man in America: Timothy Leary, Richard Nixon and the Hunt for the Fugitive King of LSD*, Grand Central Publishing, Nueva York, 2018.
334. Dos Santos, R., F. L. Osorio, J. A. S. Crippa *et al.*, «Anxiety, panic, and hopelessness during and after ritual ayahuasca intake in a woman with generalized anxiety disorder: a case report», en *Journal of Psychedelic Studies*, vol. 1, núm. 1 (2017), págs. 35-39.
335. Aday, J. S., A. K. Davis, C. M. Mitzkovitz *et al.*, «Predicting reactions to psychedelic drugs: a systematic review of states and traits related to acute drug effects», en *ACS Pharmacology & Translational Science*, vol. 4, núm. 2 (2021), págs. 424-435.
336. Davis, A. K., F. S. Barrett, D. G. May et al., «Effects of psilocybin-assisted therapy on major depressive disorder: a randomized clinical trial», en *JAMA Psychiatry*, vol. 78, núm. 5 (2021), págs. 481-489.
337. Devlin, H., «Psychedelic drug research held back by UK rules and attitudes, say scientists», en *The Guardian*, 8 de noviembre del 2022, <https://www.theguardian.com/science/2022/nov/08/psilocybin-research-kept-in-limbo-by-rules-and-attitudes-say-scientists>.
338. Ollove, M., «More states may legalize psychedelic mushrooms», en Stateline, 15 de julio del 2022, <https://www.pewtrusts.

org/en/research-and-analysis/blogs/stateline/2022/07/15/more-states-may-legalize-psychedelic-mushrooms>.

339. Tagliazucci, E., L. Roseman, M. Kaelen *et al.*, «Increased global functional connectivity correlates with LSD-induced ego dissolution», en *Current Biology*, vol. 26, núm. 8 (2016), págs. 1043-1050.
340. Hood, B., *The Self Illusion: Why There is No 'You' Inside Your Head*, Constable & Robinson, Londres, 2012.
341. Griffiths, R. R., E. S. Hurwitz, A. K. Davis *et al.*, «Survey of subjective "God encounter experiences": comparisons among naturally occurring experiences and those occasioned by the classic psychedelics psilocybin, LSD, ayahuasca, or DMT», en *PLOS ONE*, vol. 14, núm. 4 (2019), e0214377, <https://journals.plos.org/plosone/article?id=10.1371/journal.pone.0214377>.
342. Pearce, E., J. Launay y R. I. M. Dunbar, «The ice-breaker effect: singing mediates fast social bonding», en *Royal Society Open Science*, vol. 2, núm. 10, núm. art. 150 221, <https://doi.org/10.1098/rsos.150221>.
343. Tarr, B., J. Launay y R. I. M. Dunbar, «Music and social bonding: "self-other" merging and neurohormonal mechanisms», en *Frontiers in Psychology*, vol. 5, núm. art. 1096 (2014), <https://doi.org/10.3389/fpsyg.2014.01096>.
344. Aaron, A., E. N. Aron y D. Smollan, «Inclusion of Other in the Self Scale and the structure of interpersonal closeness», en *Journal of Personality & Social Psychology*, vol. 63, núm. 4 (1992), págs. 596-612.
345. Greater Good in Action, <https://ggia.berkeley.edu/>.
346. Piff, P. K., M. Feinberg, P. Dietze *et al.*, «Awe, the small self, and prosocial behavior», en *Journal of Personality and Social Psychology*, vol. 108, núm. 6 (2015), págs. 883-899.
347. Yaden, D. B., J. Iwry, K. J. Slack *et al.*, «The overview effect: awe and self-transcendent experience in space flight», en *Psychology of Consciousness: Theory, Research, and Practice*, vol. 3, núm. 1 (2016), págs. 1-11.
348. Van Elk, M., A. Karinen, A. Specker *et al.*, «"Standing in awe": the effects of awe on body perception and the relation with absorption», en *Collabra*, vol. 2, núm. 1 (2016), págs. 1-16.

349. Sturm, V. E., S. Datta, A. R. K. Roy *et al.*, «Big smile, small self: Awe walks promote prosocial positive emotions in older adults», en *Emotion*, vol. 22, núm. 5 (2022), págs. 1044-1058.

350. Chouinard, M. M., «Children's questions: a mechanism for cognitive development», en *Monographs for the Society for Research in Child Development*, vol. 72, núm. 1 (2007), págs. 1-129.

351. Feynman, R., «Magnets (and Why?): Fun to imagine 4», en *YouTube*, grabación de 1983, <https://www.youtube.com/watch?v=wMFPe-DwULM>.

352. Popova, M., «Rilke on the lonely patience of creative work», en *The Marginalian*, <https://www.themarginalian.org/2018/06/22/rilke-patience-solitude-art/>.

353. Yaden, D. B. y A. B. Newberg, *The Varieties of Spiritual Experience: 21st Century Research and Perspectives*, OUP, Nueva York, 2022.

354. Dambrun, M., «Self-centeredness and selflessness: happiness correlates and mediating psychological processes», en *PeerJ*, vol. 5 (2017), e3306, <https://doi.org/10.7717/peerj.3306>.

355. Dambrun, M. y M. Ricard, «Self-centeredness and selflessness: a theory of self-based psychological functioning and its consequences for happiness», en *Review of General Psychology*, vol. 15, núm. 2 (2011), págs. 138-157.

356. Csíkszentmihályi, M. y J. Hunter, «Happiness in everyday life: the uses of experience sampling», en *Journal of Happiness Studies: An Interdisciplinary Forum on Subjective Well-Being*, vol. 4, núm. 2 (2003), págs. 185-199.

Epílogo

357. Conner, T. S., C. G. DeYoung y P. J. Silvia, «Everyday creative activity as a path to flourishing», en *Journal of Positive Psychology*, vol. 13, núm. 2 (2018), págs. 181-189.

358. Dobat, A. S., «Archaeology as therapy: the metal detector hobby and mental health in Denmark», en *Archaeological Forum*, vol. 43 (2020), págs. 11-24.

ÍNDICE

Las referencias de página en *cursiva* indican imágenes.